電解質輸液塾

改訂2版

門川俊明
慶應義塾大学医学部医学教育統轄センター　教授

中外医学社

電解質輸液塾 第2版にあたって

「電解質輸液塾」の第1版を出版したのが2013年3月．水・電解質の領域は，新しい薬がどんどん出て，ガイドラインが改定されるような領域ではないから，当分，改訂版は出さなくてもよいと思っていました．

2018年に，機会があり，水・電解質の2大教科書の一つである「Fluid, Electrolyte, and Acid-Base Physiology」を翻訳し，「ハルペリン 病態から考える電解質異常」としてメディカル・サイエンスインターナショナル社から出版させていただきました．この本は，難解であることで知られていますが，この翻訳作業を1人で行うことによって，自分の中の，水・電解質異常の考え方を再構成することができたと思っています．

ハルペリン翻訳後に，「電解質輸液塾」を読み直してみて気づいたのは，ハルペリンの教えを取り入れたとしても，「電解質輸液塾」は，ほとんど変更不要であるということでした．初学者どころか，腎臓専門医にも十分通用するものであり，水・電解質異常を学ぶには，ベストな本であるという結論に達しました（自画自賛ですいません）．

一方で，修正したり追加しなければいけないことも出てきました．Kの腎排泄の制御には，生理学で大きな進歩があったので，「尿細管でのK排泄制御の生理学（上級編）」を追加しました．初版に掲載していたTTKGは開発者のハルペリン自体が間違っていたので，もう使わないでくれと言っているので，削除しました．また，この7年間，水・電解質を学生達に教えている中で，気がついた，わかりやすい説明とかも取り入れてブラッシュアップしました．

ということで，本全体にわたってブラッシュアップしましたが，この本の本質は変わりません．改訂版と言うにはおこがましいレベルではありますが，ここに，最新の知見も入れた「電解質輸液塾改訂2版」をお届けできることをうれしく思います．

2020年9月

門川俊明

preface ＊ まえがき

水電解質がわからないと言っている人は，専門書に扱われる内容に，原理原則に反する例外的な事項や，まれな事項があまりに多く，頭が混乱してしまっていることが多いように思います．初学者や，水電解質が苦手と思っている人は，ある程度例外には目をつぶって，まずは，原理原則を徹底的にたたき込むことが，最優先だと思います．だから，この本でも，原理原則に矛盾する例外やまれなことには，あえて目をつぶりクリアカットな記述を心がけています．そういう意味では，学術書としては正しくない記述もあるかもしれませんが，プラクティカルであることに重点をおいています．

また，水・電解質の教科書というと，いきなり生理学の記述がたくさん続き，そのあと，ようやく，臨床に使える電解質異常症の解説が始まります．今すぐ，臨床に役立つ知識を求める人は，ずいぶん遠回りしなければいけません．学問的には，生理→病態生理→治療と進んだ方が良いのですが，本書では，なるべく，電解質異常症の症例について考えながら，必要に応じて，生理学に立ち返るという構成にしてあります．

輸液や電解質の治療において重要なことは，ベクトルの方向は間違わない，でも，ベクトルの大きさにはこだわりすぎないと言うことです．人間の体にはホメオスタシス機構があります．したがって，治療の方向性（例えば，ここはNaを補充すべきか，制限すべきか）を間違わなければ，大きな失敗はありません．具体的に，何g入れるかは，その次のステップです．様々な推算式がありますが，所詮推算式ですから，それにこだわり過ぎるのは意味がありません．むしろ，方向性さえ間違えなければ，日々の状況判断をして（データや身体所見を見て），少し足りないとか，少し多いといった評価をおこなって，修正していければよい思います．本書では，治療の方向性を間違わないという部分にしっかりと力を入れていきたいと思います．

私も，20年以上にわたって，この分野に興味を持って勉強をしてきました．しかし，この分野は学べば学ぶほど，そう簡単にクリアカットに考えられるような学問分野ではないことがわかってきました．しかし，原則となる1本の幹をしっかり持っていなければ，いくら枝葉を覚えても仕方がありません．木の幹をしっかり本書で身につけて下さい．

本書では，5 つのテーマを扱いました．どこから読んでいただいても良いようにしてあります．また，最後の Quick Reference は，病棟ですぐに役立つものにしてあります．読者は，医学生，研修医あたりを想定していますが，臨床経験が長い方が，電解質，輸液をもう一度勉強しなおしたいという場合にも満足してもらえると思います．この本で水電解質に興味を持たれた方は，是非，柴垣有吾先生の『より理解を深める！体液電解質異常と輸液』を読んでみて下さい．本書では，十分に書けなかったことにも，言及していますので，知識を深めることが出来ると思います．

なお，本書を書くに当たって，和田孝雄先生の『輸液を学ぶ人のために』『臨床家のための水と電解質』，柴垣有吾先生の『より理解を深める！体液電解質異常と輸液』には，多大な影響をいただきました．この場を借りて感謝申し上げたいと思います．また，2012 年に，慶應義塾大学医学部 93 回生に年間を通しておこなった「電解質輸液塾」が，この本のベースになっています．たくさんのフィードバックをくれた学生達に感謝したいと思います．

2013 年 3 月

門川俊明

電解質輸液塾 目次

テーマ 01 ● Na と水の異常

テーマ03 ● Ca・P・Mgの異常

テーマ 05 ●輸液の考え方

テーマ01

Naと水の異常

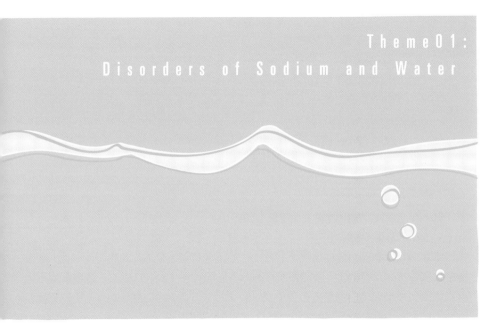

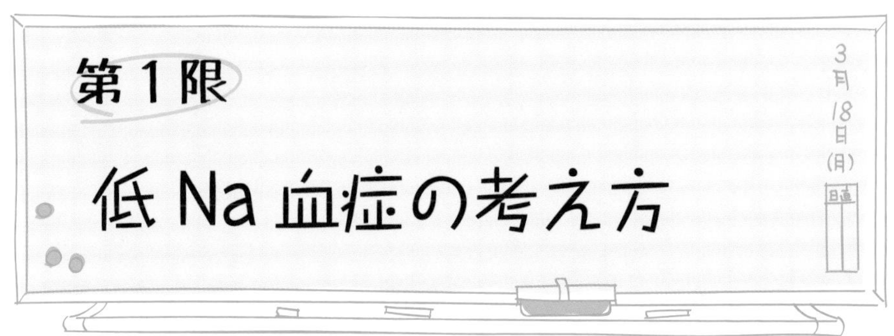

第1限 低Na血症の考え方

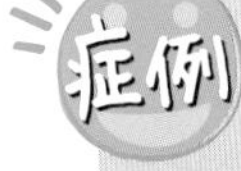

42歳男性．5年前に拡張型心筋症と診断されたが，服薬コンプライアンスが悪く，これまで3回の非代償性うっ血性心不全による入院歴がある．1カ月前から，労作時息切れを自覚し，救急外来を受診した．

身体所見では，浮腫，頸静脈怒張を認め，心聴診にて奔馬調律と収縮期雑音を認め，全肺野に湿性ラ音を聴取した．

血清Na 120mEq/L

低Na血症は，電解質異常症で最も頻度が多く，入院患者の42.6%にみられたという報告もあります[1)]．

本症例は，病歴，身体所見からみて，心不全に伴う低Na血症です．低Na血症に関しては，どのような治療が行われると思いますか？ほとんどの電解質不足は電解質の補充で治療するのですが，必ずしも「低Na血症＝Na不足」ではないというところが，低Na血症が難しいと思われているゆえんです．

1-1 低Na血症の考え方

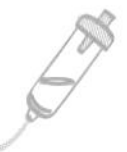

この症例のように，血清Na濃度が低下しているということは，Naが不足しているとただちに考えてよいでしょうか？答はノーです．血清Na濃度は，

（Naの体内総量）/（体液量）ですから，Naの体内総量が減っていても，低Na血

1) Hawkins RC. Age and gender as risk factors for hyponatremia and hypernatremia. Clin Chim Acta. 2003; 337(1-2): 169-72.

症になりますし，体液量が増えていても，低 Na 血症になります．実際には，体液量が増えていて低 Na 血症になっている場合の方が多いのです．

低 Na 血症となるのは，次の 3 パターンがあります．

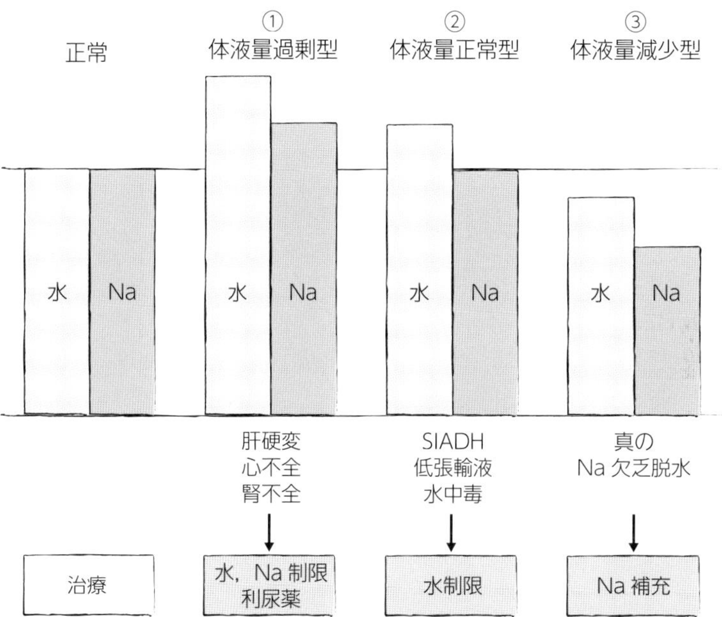

図 1 低 Na 血症の種類

1 体液量過剰型

水も Na も増えているが，より水が増えているようなパターン．これは，肝硬変，心不全，腎不全でみられます．いわゆる浮腫をきたす疾患です．この場合，体内の Na 総量は増えているわけです．したがって，こういった状態に，低 Na 血症だからといって，Na を投与したら，よけい事態が悪化します．このような場合の治療は，水と Na の制限，利尿薬の投与になります．

2 体液量正常型

体液量はほぼ正常で，Na 量は正常で，体液量が増加しているパターン．水だけを大量に投与された場合（水中毒など），低張の輸液を続けている場合，ADH（抗利尿ホルモン）が不適切に分泌されて，水だけが再吸収されるような SIADH が，このような病態になります．このような病態の治療の基本は，水制限です．SIADH の場合には，ADH の作用を特異的に抑える，バソプレシン受容体拮抗薬による治療が理にかなっていますが，現在，日本での保険適用は限られています（2020 年にサムスカ®（トルバプタン）が SIADH における低 Na 血症に対して，保険適用されました）.

3 体液量減少型

これが本当に Na 量が減少した低 Na 血症です．Na の喪失とともに，水も喪失しますが，より Na の喪失が優位なため，低 Na 血症になります．Na が体のどこかから失われていくのですが，最も多いのは，腎臓です．腎臓以外では，消化管（下痢，嘔吐），サードスペースへの喪失などがあります．このように Na を失って，低 Na 血症になるケースの頻度は実際には少ないです．治療は，Na の補充になります．

以上のように低 Na 血症といっても，病態によって，治療が異なるので，それぞれの病態を見分けなければいけません．残念ながら体内の Na 総量を知ることはできないですが，水の量の推定＝細胞外液量の推定はできるので，細胞外液量を推定して，3 つのパターンのどれかを判断することが重要になります.

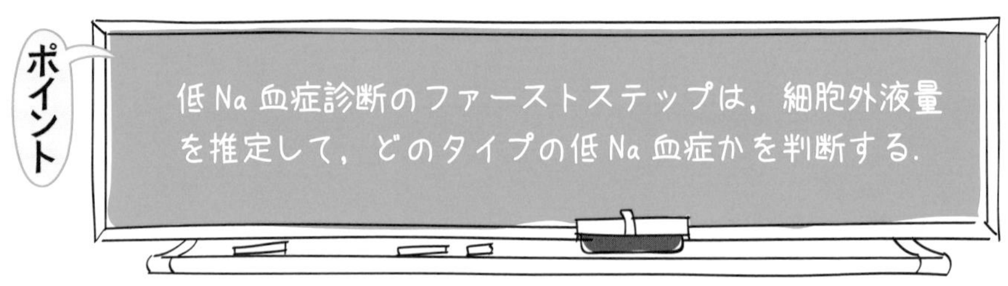
ポイント
低 Na 血症診断のファーストステップは，細胞外液量を推定して，どのタイプの低 Na 血症かを判断する.

1-2 細胞外液量の推定

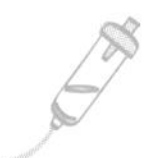

細胞外液量の推定は，実際には，あまり簡単なことではありません．脱水や浮腫のように，極端な場合は簡単ですが，細胞外液量が正常かどうかを判断するのは実際には難しいです.

細胞外液量を推定する身体所見には以下のようなものがあります.

- 体重の変化（一番客観的で正確）
- 起立性低血圧（ゆっくりとした起立後2〜5分以内に，20mmHg以上の収縮期血圧の低下，または，10mmHg以上の拡張期血圧の低下）
- 浮腫の有無
- 皮膚のツルゴール（皮膚のツルゴールは皮下組織の少ない前胸部でみる，脱水

だと低下する)

- 口腔粘膜の乾燥
- 腋窩の乾燥
- 毛細血管再充満時間の延長(患者の中指の先を心臓の高さで5秒間圧迫し，圧迫を解除した後にどのくらいで指の充血が戻るかをみる．成人では2～3秒，高齢者では4秒以内が正常であり，これ以上の延長は脱水の指標となる)

1999年のJAMAの論文[2)]では，1150mLの出血でも，立位での血圧低下，脈拍増加はみられないことが多いことが指摘されています．腋窩の乾燥は，体液量減少の診断に有用であり，粘膜の湿潤や，舌にしわがみられないことは，体液減少を否定する可能性が高いことが指摘されています．しかし，体液量の推定は，一つの身体所見だけでは判断することは難しく，臨床経過と各種身体所見の組み合わせ，エコーによる下大静脈径，場合によっては，輸液負荷に対する反応などから判断します．

表1「脱水」を評価する上で有用な身体所見の感度と特異度[2)]

	感度	特異度	陽性尤度比	陰性尤度比
立位による脈拍上昇>30/min	43%	75%	1.7	0.8
立位による血圧低下<20mmHg	29%	81%	1.5	0.9
腋下乾燥	50%	82%	2.8	0.6
口腔粘膜乾燥	85%	58%	2.0	0.3
舌乾燥	59%	73%	2.1	0.6
眼球陥没	62%	82%	3.4	0.5
意識混濁	57%	73%	2.1	0.6
上下肢の脱力	43%	82%	2.3	0.7
言語不明瞭	56%	82%	3.1	0.5
毛細血管再充満時間の延長	34%	95%	6.9	0.7

症例を解く

この症例は，病歴および身体所見から，明らかに心不全であり，細胞外液量は増加していると判断できます．したがって，低Na血症だからといって，Na補正のために，Na投与を行ってはいけません．細胞外液量と体内Na量がともに増えていると判断して，Na制限，利尿薬で治療します．

2) McGee S, Abernethy WB, Simel DL. The rational clinical examination. Is this patient hypovolemic? JAMA. 1999; 281(11): 1022-9.

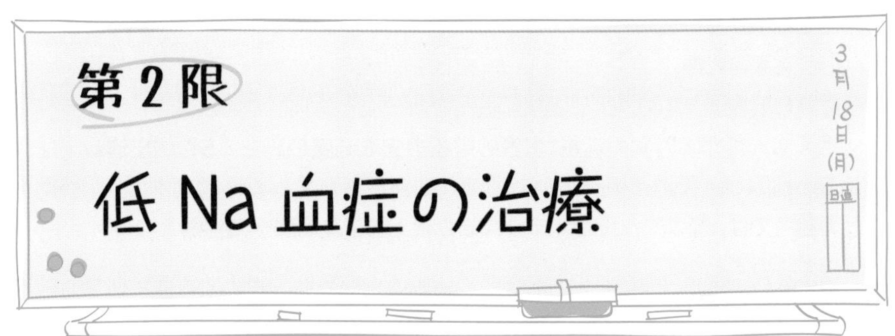

低 Na 血症の治療

66 歳女性．肺小細胞癌に対し，抗がん剤治療（シスプラチン＋エトポシド）と放射線治療を行っていた．抗がん剤治療開始後，倦怠感が徐々に出現し，6 日目に意識障害，けいれんを認めたため，腎臓内科にコンサルテーションがあった．

意識レベル JCS III-100．浮腫はなく，腋窩の乾燥，低血圧，皮膚ツルゴールの低下を認めた．

血清 Na 106mEq/L

尿 Na 175mEq/L，尿 K 50mEq/L，尿 Cl 177mEq/L

身体所見で，浮腫はなく，腋窩の乾燥，低血圧，皮膚ツルゴールの低下を認め，細胞外液の減少と考えられます．さきほどの分類でいうと，3 番目のタイプの Na 欠乏型で，Na 補充が必要であると考えます．意識障害を起こしているほどの重症の低 Na 血症ですから，高張食塩水（3% NaCl）を使う必要があります．しかし，低 Na 血症の補正を急ぎすぎると，取り返しのつかない合併症が起こるので，注意が必要です．

2-1 低 Na 血症の症状

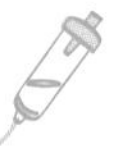

血清 Na 濃度が 135mEq/L 以下を低 Na 血症といいます．

血清 Na は細胞外液の浸透圧の約 1/2 を構成しており，血清 Na は細胞外液の浸透圧の指標と理解すべきです．

低 Na 血症の症状は神経症状が中心です．血漿浸透圧が低下すると，脳の細胞に水が流入し，容量が増大します．しかし，脳は頭蓋骨で囲まれているため，脳浮腫，ひいては，脳ヘルニアとなります．

重症の低 Na 血症とは，けいれん，意識障害，昏睡など脳ヘルニアを示唆する神経症状をさします．中等症とは，混乱，嗜眠などをさします．軽症とは，めまい，記銘力低下，歩行障害などをさします．

血清 Na 120mEq/L 以上の場合は，自覚症状がないことがほとんどです．しかし，最近の研究では，症状のない慢性低 Na 血症でも歩行の不安定性や注意力低下が生じ，転倒の危険因子となることが示されています[3)]．

症状が出るかどうかについては，低 Na 血症の度合いと，時間経過が重要です．数日間で，急激に血清 Na 濃度が低下した場合は，症状が出ることが多いのですが，1 週間以上かけて徐々に血清 Na 濃度が低下した場合には，血清 Na 濃度が 120mEq/L を下回るような場合でも，無症状のことがあります．これは，神経細胞の低浸透圧への適応によるものと考えられています．

脳細胞は，周囲が低浸透圧になると，inositol，sorbitol，betaine などの浸透圧物質を細胞外に放出し，細胞内容積を保ちます．このような防御機構の完成には 2 日間くらいかかるといわれています．

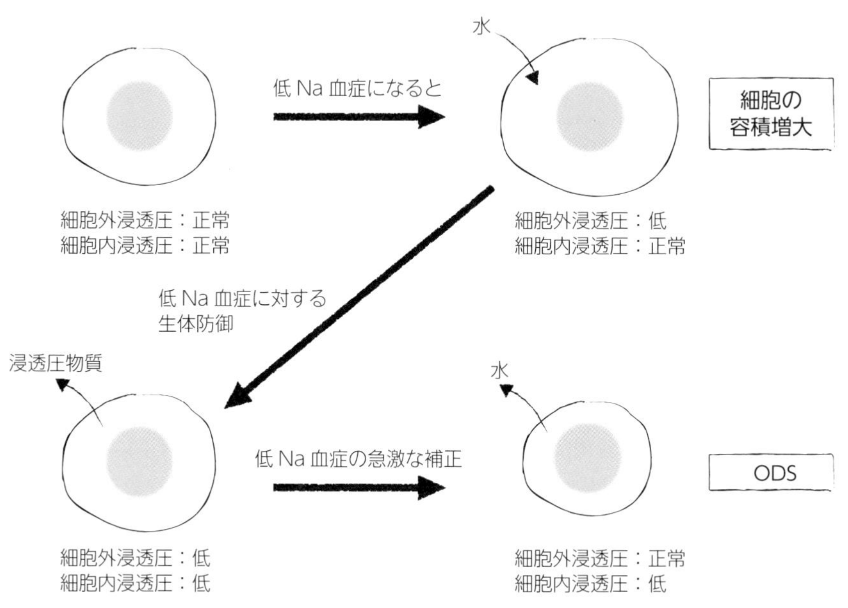

図 2 細胞内外浸透圧と細胞容積

3) Renneboog B, Musch W, Vandemergel X, Manto MU, Decaux G. Mild chronic hyponatremia is associated with falls, unsteadiness, and attention deficits. Am J Med. 2006; 119(1): 71.e1-8.

2-2 低 Na 血症の治療

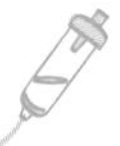

1 浸透圧性脱髄症候群（ODS）

低 Na 血症の治療は，病態を把握して，適切な治療方法を選ぶべきですが，重症の神経症状を伴うような場合には，緊急の治療が必要です．重症とは，けいれん，意識障害，昏睡など脳ヘルニアを示唆する神経症状をさします．中等症である，混乱，嗜眠などは，脳浮腫が存在している可能性があり，緊急の治療を検討すべきです．

低 Na 血症に緊急治療を行う際に，問題となるのは，Na を補正しすぎると浸透圧性脱髄症候群（osmotic demyelination syndrome; ODS）が起こることです．慢性低 Na 血症では，浸透圧物質を減じるような生体防御反応によって，細胞容積の増大が抑えられています．しかし，その状態で，急激に血清 Na を上昇させると，細胞から急激に水が細胞外に移動し，ODS を生じると考えられています．このような浸透圧の変化に最も敏感なのが橋であり，橋の正中に対称的な病変として生じるために，橋中心脱髄症候群（central pontine myelinolysis; CPM）とよばれていましたが，橋以外にも脱髄病変は認められることから，近年では，ODS とよばれます．ODS の症状は，初期には無言症，構語障害で始まり，次第に，傾眠，情緒障害が出現し，最終的には昏睡に至ります．ODS は非可逆性であることが多く，予後不良のため，ODS を起こさないように，低 Na 血症を治療することが重要です．

また，神経細胞に浸透圧性物質を減じるような生体防御が起こっていなければ，ODS は起こしませんので，48 時間以内に急激に血清 Na 濃度が低下したような場合には，ODS のリスクは少ないと考えられています．たとえば，マラソンランナー，心因性多飲症，MDMA（合成麻薬）使用者などで，数時間以内に，超急性に低 Na 血症が進行した患者などです．

したがって，重症・中等症で，48 時間以内に急激に発症したケースでは，積極的な治療を行います．一方，重症・中等症でも，慢性に発症したケースでは，ODS に気をつけながら，ゆっくりしたスピードで補正を行います．経過がわからない場合は，慢性として対処します．

2 重症，中等症の低 Na 血症の治療

高張食塩水（3% NaCl）を使って，Na を補正します．ODS の発生を予防するために，補正のスピードには十分気をつけます．

ODS 発症患者の多くは，24 時間以内に 10 ～ 12mEq/L または 48 時間以内に

18mEq/L以上の血清Na濃度の補正を行ったと報告されていますが，少数ながら，9mEq/Lの補正で起こったという報告もあります[4)]．また，4-6mEq/Lの血清Na濃度の上昇で，最も重篤な症状の改善には十分と考えられます．

ヨーロッパ低Na血症ガイドライン[5)]では，重症低Na血症の治療ではTargetとLimitを設定しています．血清Na濃度の目標値を目指すのではなく，症状の改善を目標とします（通常，症状の改善には血清Na濃度5mEq/L上昇で十分）．ODSを避けるため，24時間では10mEq/L未満，48時間では18mEq/L未満のNa濃度の補正．そして，持続投与ではなく，ボーラスショットが勧められています．

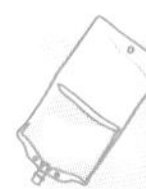

重症，中等症の低Na血症の治療の目標

- **Target: 症状の改善を目標として，血清Na濃度5mEq/L上昇を目指す.**
- **Limit: 24時間では10mEq/L未満，48時間では18mEq/L未満のNa濃度の補正とする.**

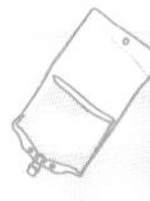

重症，中等症の低Na血症の治療の実際

- **3%NaCl 2mL/kgをボーラスショット(通常，3%NaCl 200mLをボーラスショット)**
- **そのあと，血清Na濃度をチェック，症状がおさまっていなければ，ボーラスショットを追加**

この際にも，急性の低Na血症に対して，慢性の低Na血症でODSが起こりやすいことに注意します．

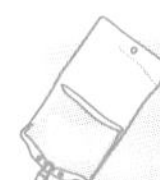

3% NaClの作り方

10%NaCl 30mLと5%ブドウ糖液70mLを混合する.
または,
0.9%生理食塩水500mLのボトルから注射器で100mLだけ捨て,
10%NaClを120mL加える.

---

4) Adrogué HJ, Madias NE. The challenge of hyponatremia. J Am Soc Nephrol. 2012; 23(7): 1140-8.
5) Spasovski G, Vanholder R, Allolio B, et al. Clinical practice guideline on diagnosis and treatment of hyponatraemia. Nephrol Dial Transplant. 2014; 29 Suppl 2: i1-i39.

輸液補正による低 Na 血症の改善を予測する式として，Adrogué-Madias 式[6] があります．

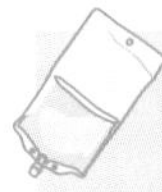

Adrogué-Madias 式

輸液1リットル投与後の血清[Na]変化(Δ[Na])は以下のように予測できる．

Δ[Na]＝{輸液中([Na]＋[K])－血清[Na]}÷(TBW＋1)

注)TBW(total body water)は，体重×0.6.

たとえば，3％生理食塩水（Na 513mEq/L）1L を血清 Na 濃度 110mEq/L の体重 60kg（total body water: TBW 36L）の患者に投与すると，

Na濃度変化＝{(513＋0)－110}÷(36＋1)＝10.9mEq/L

により，Na 濃度は 10.9mEq/L 上昇すると予測できます．よって，Na 濃度が 2mEq/L/ 時で上がるように投与したい場合は，1 ÷（10.9/2）＝ 0.18L ＝ 180mL の 3% NaCl を 1 時間で投与することになります．

ただし，Adrogué-Madias 式は，補正中の飲水や，尿からの自由水の排泄は考慮していませんので，低 Na 血症の原因となる薬剤を中止し，低張な尿が出始めているような患者で，Adrogué-Madias 式の通りにやると，過補正が起こってしまいます．したがって, Adrogué-Madias 式はあくまでも, 一つの予測式に過ぎないと考え, 3% NaCl を用いた積極的な補正を行うような場合には，1-2 時間ごとに血清 Na 濃度をチェックすることが大切です．

なお，Na の補正の際に，フロセミドを併用することが，教科書には載っています．フロセミドによって，排泄される尿は half normal saline ともいわれ，Na 濃度 60-90mEq/L の尿が出ます．つまり，等張尿と自由水を 1：1 で混ぜたものと考えられますから，1L の尿が出ると，500mL の自由水が排泄されることになり，血清 Na は上昇します．ただし，実際に，フロセミドを Na の補正に使うのは慎重になる必要があります．3% NaCl の投与は，過補正となったときに，ただちにやめることが可能ですが，フロセミドの場合は，投与後，少なくとも数時間は効果が続くため，過補正に気づいたときに，Na 上昇を止めることが難しくなります．過補正してしまったときには，5％ブドウ糖液投与などにより，低 Na 血症を再誘導するとよいという意見もありますが，まだ，低 Na 血症の再誘導の効果は確立していません．

---

6) Adrogué HJ, Madias NE. Hyponatremia. N Engl J Med. 2000; 342(21): 1581-9.

3 軽症ないしは無症候性の低Na血症の治療

一方，軽症（めまい，記銘力低下，歩行障害など）ないしは症候性でない場合には，きちんと病態把握を行って，病態にあった治療を行っていくことになります．つまり，病型を判断して，

- 細胞外液量増加型 → 水，Na制限，利尿薬
- 細胞外液量正常型 → 水制限(多くの場合800mL/日以下)
- 細胞外液量減少型 → Na補充(0.9%生理食塩水の投与，高タンパク食，高塩分食)，病態に応じてフルドロコルチゾン(フロリネフ®)の投与

が中心の治療になります．

細胞外液量正常型で，水制限のみで改善しない場合，溶質負荷するために欧米では尿素の投与を行いますが，我が国ではできないので，高タンパク食，高塩分食（常食に食塩 3 ～ 6g 追加）で対応します．また，バソプレシン受容体拮抗薬の投与は，保険適用から判断します．

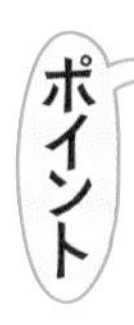

- 重症や中等症の低Na血症では，3% NaCl を用いる．
- 症状の改善を目標として，血清Na濃度 5mEq/L 上昇を目指し，3% NaCl 2mL/kg をボーラスショット．
- 24時間では 10mEq/L 未満，48時間では 18mEq/L 未満の Na 濃度の補正とする．
- 急性に対して，慢性（発症から48時間以上）では，ODS のリスクが高い．
- 軽症ないしは無症候性の低Na血症では病態を把握して，病態にあった治療を行う．

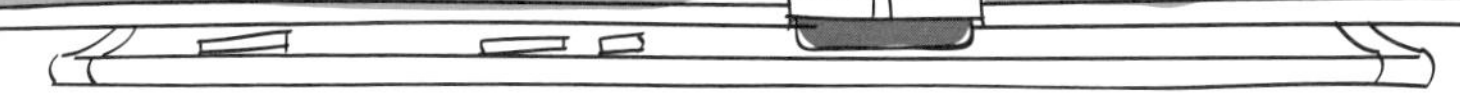

2-3 体液量減少型の低Na血症へのアプローチ

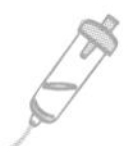

本症例は，細胞外液量の減少と考えられるので，Na 喪失型の低 Na 血症といえます．Na 喪失型の低 Na 血症では，Na の喪失が，腎臓からなのか，腎臓以外からなのかを判断します．尿 Na 排泄量をみることで，Na が腎臓から排泄されているのか，腎外から排泄されているのかを推測することができます．尿 Na 濃度が 20mEq/L を基準として，それよりも多ければ，腎臓からの喪失を考えます．

腎からの喪失を起こす疾患には，

- **塩類喪失性腎症**
- **低アルドステロン症**
- **利尿薬**

などがあります．

一方，尿中 Na 濃度が低い場合は，腎外喪失が考えられ，

- **消化管への喪失(嘔吐，下痢)**
- **サードスペースへの喪失(腹膜炎，膵炎，熱傷，外傷)**

などが考えられます．

症例を解く

本症例は，細胞外液量の減少が考えられますから，Na 喪失型の低 Na 血症であり，尿中の Na 濃度が高いことから，腎臓からの喪失が考えられます．抗がん剤による尿細管障害によって，Na 再吸収ができず，腎臓から喪失していること（塩類喪失性腎症）によって，低 Na 血症をきたしたと考えられます．重症ですので，3% NaCl を用いて，低 Na 血症の治療を行います．

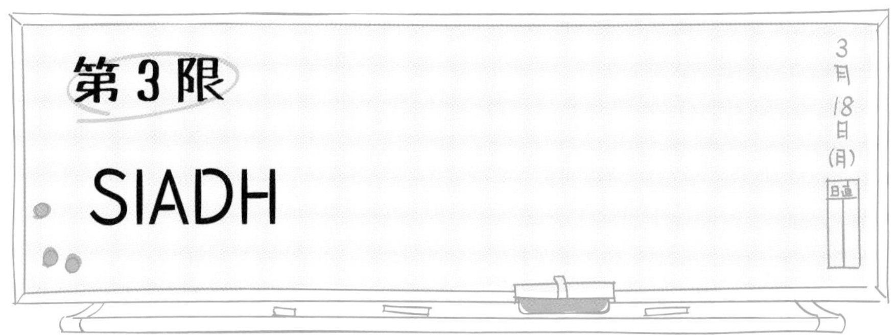

症例

62歳女性．味覚障害（不快な甘さを感じる）を主訴に受診した．それ以外は特に症状はなく，薬も服用していない．口腔外科を受診した際に，低Na血症がみつかり，腎臓内科に依頼があった．

身体所見では，特記すべき所見なし．

血清Na 122mEq/L．血清浸透圧 250mOsm/kg，

尿浸透圧 635mOsm/kg．

胸部CT検査にて，左下肺に腫瘤影を認めた．

身体所見では，異常所見はなく，細胞外液量は正常と考えられます．味覚障害があるということなので，水をたくさん飲んだことによる心因性多飲による低Na血症が疑われましたが，尿浸透圧635mOsm/kgでした．一般的に，尿浸透圧が100mOsm/kgを超えている状態では，ADHが働いていると考えられます．

血漿浸透圧が低下していれば，ADHは分泌されず，尿が薄くならないといけません．尿浸透圧635mOsm/kgということは，明らかに，不適切にADHが出ているということになりますので，SIADHが疑われます．

3-1 SIADHとは

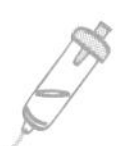

SIADH（syndrome of inappropriate antidiuretic hormone，抗利尿ホルモン不適合分泌症候群）は，尿量を減少させる（自由水を再吸収する）作用をもつ抗利尿ホルモン（ADH）が血漿浸透圧に対して不適切に分泌，または作用することによって起こる症候群です．SIADHでは，低Na血症になりますが，レニン-アンギオテンシン系などは保たれているため，細胞外液量はやや増加，Na量はやや低下という状

態で，バランスを維持していると考えられます

3-2 ADHの作用メカニズム

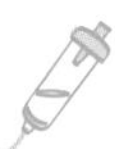

ADH（antidiuretic hormone，抗利尿ホルモン）の正体は，バソプレシン（vasopressin）で，9つのアミノ酸からなる環状構造をもったペプチドホルモンです．バソプレシンの名の由来は，このホルモンの発見当初に，強い血管収縮作用をもっていたからです．その後に，抗利尿作用も発見され，ADHの正体がバソプレシンであることがわかりました．バソプレシンの英語略はAVP（arginine vasopressin）ですが，これは，他の種と違ってヒトでは8番目のアミノ酸がアルギニンであることによります．AVPとADH，似ていて紛らわしいので，この本では，ADHで統一します．ADHの受容体には，V_{1A}，V_{1B}，V_2受容体があります．V_{1A}受容体は血管平滑筋細胞に存在し血管収縮作用を担います．V_{1B}受容体は下垂体前葉に存在し，ストレス反応性のACTH分泌などを行っています．V_2受容体は腎臓集合管主細胞の血管側に分布し，水チャネルを介した自由水再吸収に関わっています．ADHは腎集合管主細胞の血管側細胞膜上のV_2受容体に結合後，cAMPを介してアクアポリン2（AQP2）水チャネルを管腔側膜に動員し，水の再吸収を促進させます．

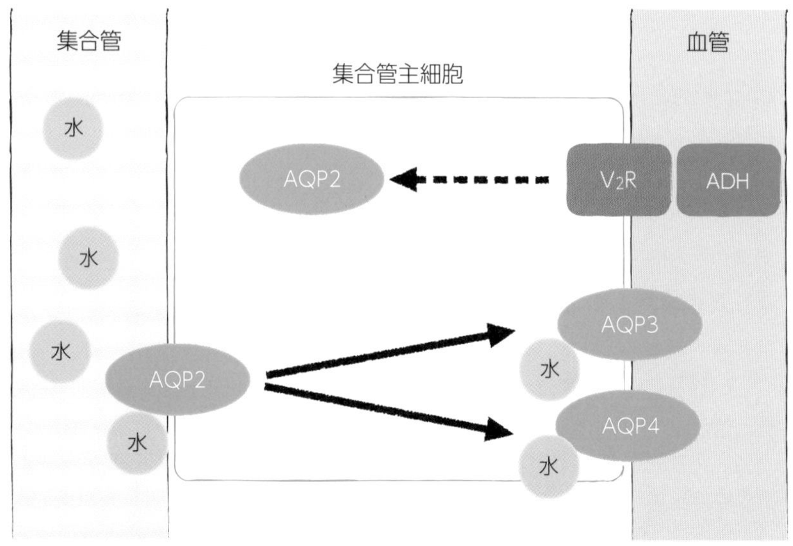

図3 ADHの作用

V_2R；バソプレシン受容体タイプ2，AQP；アクアポリン（水チャネル）

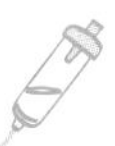

3-3 血漿浸透圧の調整機構

血漿浸透圧の調節を行っている2大プレイヤーはADHと口渇です．血漿浸透圧が280mOsm/kgを超えると，視床下部などに存在する浸透圧受容体を介して，ADH分泌が刺激されます．これにより，集合管での自由水の再吸収が促進され，血漿浸透圧が下がります．しかし，尿からの水の再吸収には限界があり，口渇も，浸透圧維持に重要な働きをします．血漿浸透圧が，295mOsm/kgを超えると，口渇感が刺激され，飲水により，浸透圧が下がります．

なお，ADHの分泌刺激は，浸透圧受容体を介した浸透圧刺激の他に，非浸透圧刺激として，心血管系圧受容体による刺激があります．浸透圧刺激に対しては敏感に反応し，1%の浸透圧変化でもADHの分泌調整がなされ，健常人では285～295 mOsm/kgの範囲に維持されています．一方，非浸透圧刺激は浸透圧刺激ほど微妙な調整はなされておらず，体液量に関しては補助的な役割を担っていて，比較的高度（10%前後）の体液量減少ではじめてADHは分泌されます．しかし，高度の刺激になると，浸透圧刺激がない状況でも浸透圧刺激以上の高度のADH分泌が生じます．

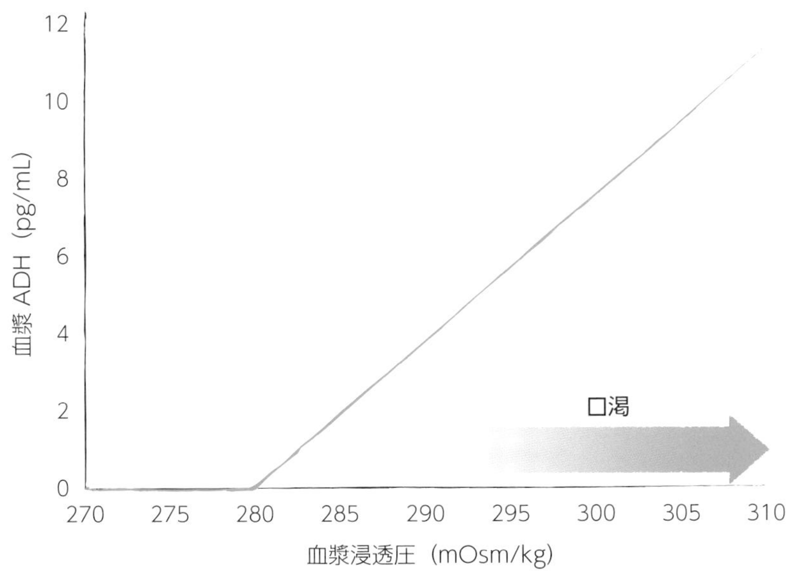

図4 血漿浸透圧とADH分泌

SIADHというと，ついつい，ADHが高値と考えがちですが，実際に，ADHを測ってみると，必ずしも，ADH高値になっていないことも多くあります．本来，血漿浸透圧が低ければ，ADHは分泌されないはずですから，たとえ，ADHが正常域であっても，抑制されていなければ，ADHが不適切に分泌されていると考えます．

3-4 SIADHの原因

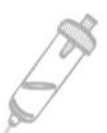

SIADHの原因としては，中枢神経系疾患と肺疾患，薬剤によるものが多く，以下のような原因があります．

SIADHの原因

①中枢神経系疾患：髄膜炎，脳炎，頭部外傷，くも膜下出血，脳梗塞・脳出血，脳腫瘍，ギラン・バレー症候群
②肺疾患：肺腫瘍，肺炎，肺結核，肺アスペルギルス症，気管支喘息，陽圧呼吸
③異所性バソプレシン産生腫瘍：肺小細胞癌，膵癌
④薬剤：ビンクリスチン，クロフィブレート，カルバマゼピン，アミトリプチン，イミプラミン，SSRI(選択的セロトニン再取り込み阻害薬)

「バソプレシン分泌過剰症（SIADH）の診断と治療の手引き（平成30年度改訂）」による

3-5 SIADHの診断

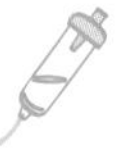

SIADH診断のポイントは，体液正常の低浸透圧性低Na血症であって，低血漿浸透圧にもかかわらず，尿浸透圧が高値（つまり，不適切にADHが分泌されている）ということです．本来，低血漿浸透圧であれば，ADHは抑制され，測定感度以下になるはずです．尿浸透圧100mOsm/kg以上というだけで，ADHが分泌されていることがわかるので，臨床的には，ADHの測定は必ずしも必要ありません．

SIADHの診断

I. 主症候

脱水の所見を認めない.

II. 検査所見

1. 血清ナトリウム濃度は135mEq/Lを下回る.
2. 血漿浸透圧は280mOsm/kgを下回る.
3. 低ナトリウム血症, 低浸透圧血症にもかかわらず, 血漿バソプレシン濃度が抑制されていない.
4. 尿浸透圧は100mOsm/kgを上回る.
5. 尿中ナトリウム濃度は20mEq/L以上である.
6. 腎機能正常.
7. 副腎皮質機能正常.

III. 参考所見

①倦怠感, 食欲低下, 意識障害などの低ナトリウム血症の症状を呈することがある.
②原疾患(前ページの表)の診断が確定していることが診断上の参考となる.
③血漿レニン活性は5ng/mL/h以下であることが多い.
④血清尿酸値は5mg/dL以下であることが多い.
⑤水分摂取を制限すると脱水が進行することなく低ナトリウム血症が改善する.

IV. 鑑別疾患

低ナトリウム血症をきたす次のものを除外する.

1. 細胞外液量の過剰な低ナトリウム血症
2. ナトリウム漏出が著明な細胞外液量の減少する低ナトリウム血症: 原発性副腎皮質機能低下症, 塩類喪失性腎症, 中枢性塩類喪失症候群, 下痢, 嘔吐, 利尿剤の使用
3. 細胞外液量のほぼ正常な低ナトリウム血症: 続発性副腎皮質機能低下症(下垂体前葉機能低下症)

[診断基準]

確実例: IおよびIIのすべてを満たすもの.

「バソプレシン分泌過剰症(SIADH)の診断と治療の手引き(平成30年度改訂)」による

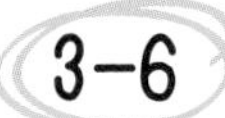

3-6 SIADHの治療

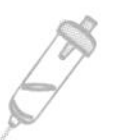

SIADHの治療においては，基礎疾患の治療が原則です．あとは，症候性か無症候性か，急性か慢性かに分けて，治療を行うことは，前の章で述べたとおりです．異所性バソプレシン産生腫瘍に原因し，既存の治療で効果不十分な場合には，モザバプタンが保険適用になっています．

3-7 バソプレシン受容体拮抗薬

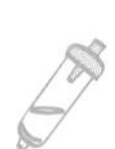

バソプレシン受容体拮抗薬（バプタンとよばれる）は，腎集合管主細胞におけるADHの抗利尿作用（V_2作用）を特異的に阻害する非ペプチド性拮抗薬です．同薬は経口投与可能で，作用時間も長く1日1回の投与で利尿作用が保持されます．これまで*in vivo*の動物モデルで，SIADHや心不全ラットの水利尿不全を著しく改善することが示されています．臨床的には，ADHの持続的な分泌過剰のみられる病態で，バプタンは利尿効果が期待できます．SIADHは不適切にADHが分泌されている疾患ですから，ADHの拮抗薬，すなわち，バプタンが理にかなった治療であることはわかると思います．しかし，現在，国内で承認されているのは2種類のバプタンで，モザバプタン（フィズリン®）は異所性ADH産生腫瘍によるSIADHのみに保険適用があり，トルバプタン（サムスカ®）は「ループ利尿薬等の他の利尿薬で効果不十分な心不全と肝硬変における体液貯留」の治療にしか保険適用がありません．米国では，トルバプタン（サムスカ®）は低Na血症に対して，保険適用が通っていて，その治療効果は驚くほどだということです．日本でも，2020年にSIADHによる低Na血症に対し，トルバプタンの使用が認められました．

症例を解く

細胞外液量は正常と考えられます．心因性多飲による低Na血症が疑われましたが，心因性なら，尿浸透圧100mOsm/kg以下となりますが，尿浸透圧635mOsm/kgであり，SIADHと考えられます．SIADHであると診断するためには，甲状腺機能や副腎機能なども調べなければいけませんが，胸部CT検査にて，左下肺に腫瘤影を認め，小細胞癌が疑われました．小細胞癌の中にはADHを分泌するものがあり，過剰なADHのために，SIADHとなったと考えられます．

ミニレクチャー MRHE

高齢者の低 Na 血症で，SIADH との鑑別が困難で頻度が高いと思われるものに，鉱質コルチコイド反応性低Na血症(mineralocorticoid responsive hyponatremia of the elderly; MRHE）があります．MRHE は，加齢によるレニン-アンギオテンシン系の反応性の低下により Na 保持機構の作用不全が起こり，代償的に ADH の分泌が亢進していることによって起こる病態です．検査所見は，低 Na 血症，尿中 Na 排泄の相対的過剰，など，SIADH との鑑別は非常に困難ですが，体液量は若干低下しており，SIADH と同様に水制限を行うと，脱水が顕在化して，血圧が低下します．高齢者の低 Na 血症の 1/4 は MRHE であると，石川らは報告しています[7)]．

ミニレクチャー CSW

中枢神経系疾患における低 Na 血症（Cerebral Salt Wasting; CSW）は中枢神経系疾患（主にくも膜下出血や脳外傷）などで，腎臓から Na を喪失するために，細胞外液量が低下し，2 次的に非浸透圧刺激による ADH 分泌の亢進を認めるため，SIADH によく似た病態となる症候群です．SIADH との鑑別が難しいのですが，SIADH に比べて，細胞外液量が低下，ないし，低下傾向なので，水制限は禁忌です．中枢神経系疾患が，なぜ，Na 喪失を起こすかについては，はっきりとした結論は出ていませんが，BNP などの液性因子が関わっているのではないかと指摘されています．

---

7) Ishikawa Se, et al. J Clin Endocrinol Metab. 2001; 86: 1665-71.

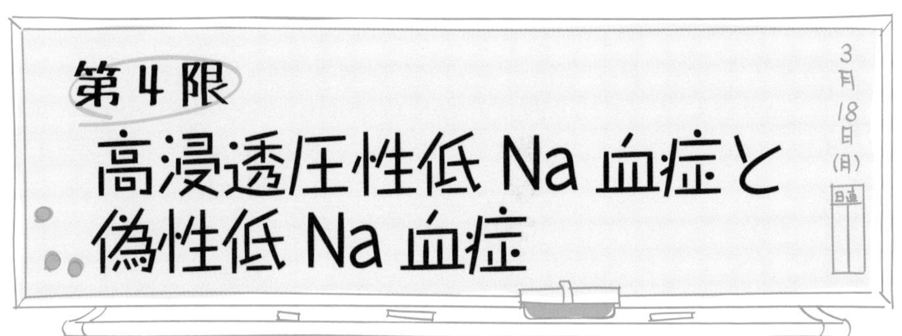

第4限 高浸透圧性低 Na 血症と偽性低 Na 血症

57 歳女性．1 型糖尿病にてインスリン加療中．数日前から感冒症状があり，発熱，経口摂取不良の状態が続いていた．本日になって，意識レベルが低下してきたため，救急搬送された．

意識レベル JCS III-100．脈拍 108/分，整，血圧 88/58mmHg．血清 Na 124mEq/L．

一瞬，低 Na 血症による意識低下で，低 Na 血症の緊急治療を考えてしまいますが，ちょっと待って下さい．低 Na 血症でも，治療不要な低 Na 血症もあるのです．

4-1 高浸透圧性低 Na 血症

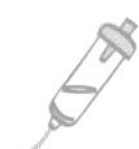

高浸透圧性低 Na 血症は，Na 以外の浸透圧活性物質（ブドウ糖，マンニトール，グリセオール，など）が細胞外液に存在するため，浸透圧差によって，水が細胞外へ移動し，Na を希釈して生じるものです．高血糖の時によくみられ，血糖値が 100mg/dL 上昇するごとに Na 濃度は 1.6mEq/L 低下し，400mg/dL を超えると，血糖値 100mg/dL 上昇するごとに Na 濃度は 2.4mEq/L 低下します[8)]．

また，経尿道的前立腺摘除術後（post-TURP）症候群では，膀胱洗浄時に使用するグリシン，マンニトール，ソルビトールが細胞外液に吸収され，低 Na 血症が生じることがあります．

8) Hillier TA, Abbott RD, Barrett EJ. Hyponatremia: evaluating the correction factor for hyperglycemia. Am J Med. 1999; 106(4): 399-403.

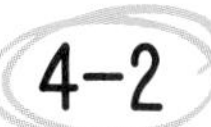

4-2 偽性低 Na 血症

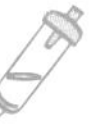

偽性低 Na 血症は，等張性低 Na 血症ともよばれ，高脂血症（特に，中性脂肪の増加）やパラプロテイン血症（多発性骨髄腫など免疫グロブリン過剰）などによって起こります．

高脂血症やパラプロテイン血症では血中の脂肪や蛋白の容積増大のため，溶媒である水の容積が減少し，血中 Na 濃度が低下しているようにみえる現象です．測定 Na 濃度は低下していますが，水分画の中での Na 濃度は正常（＝等張）ですから，偽性低 Na 血症は治療不要です．

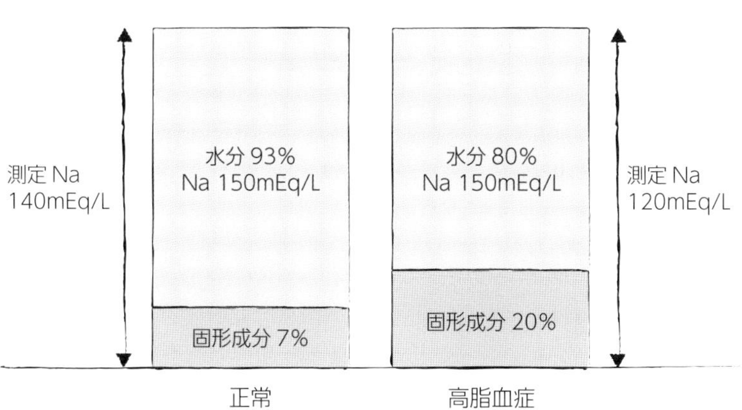

図5 偽性低 Na 血症

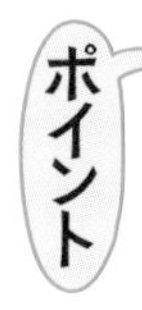

低 Na 血症をみたら，非常に高濃度の蛋白，脂質，血糖が存在していないかをチェックして，高浸透圧性低 Na 血症と偽性低 Na 血症を除外する．これらの場合，低 Na 血症自体の治療は不要．

血清浸透圧を測定すれば，

- 高浸透圧（> 290mOsm/kg）→高浸透圧性低 Na 血症
- 正浸透圧（275-290mOsm/kg）→偽性低 Na 血症
- 低浸透圧（< 275mOsm/kg）→本当の低 Na 血症

と判断することができる．

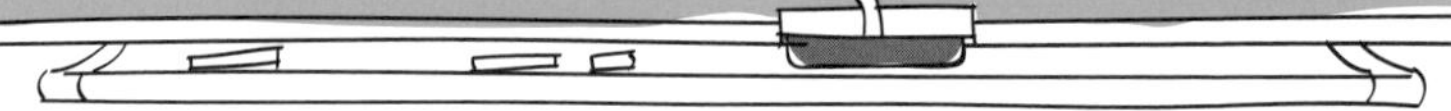

症例を解く

本症例では，1 型糖尿病でインスリン加療中に，感冒症状，経口摂取不良となり，インスリンをきちんと注射できていなくて，高血糖となっている可能性を考えなければいけません．実際に測定してみると，血糖値は 720mg/dL でした．したがって，高血糖による高浸透圧性低 Na 血症であると考えられます．意識障害は，糖尿病性ケトアシドーシスによるもので，低 Na 血症自体は治療不要で，糖尿病性ケトアシドーシスの治療を行います．

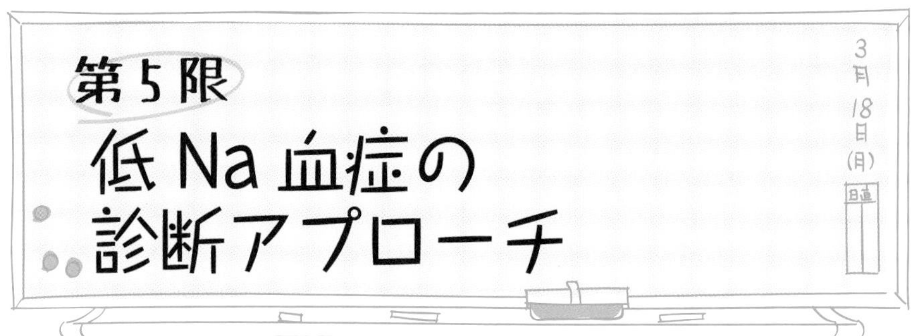

5-1 低Na血症の診断アプローチ

これまでのことをまとめると，低Na血症の診断アプローチは，以下のようにまとめられます．

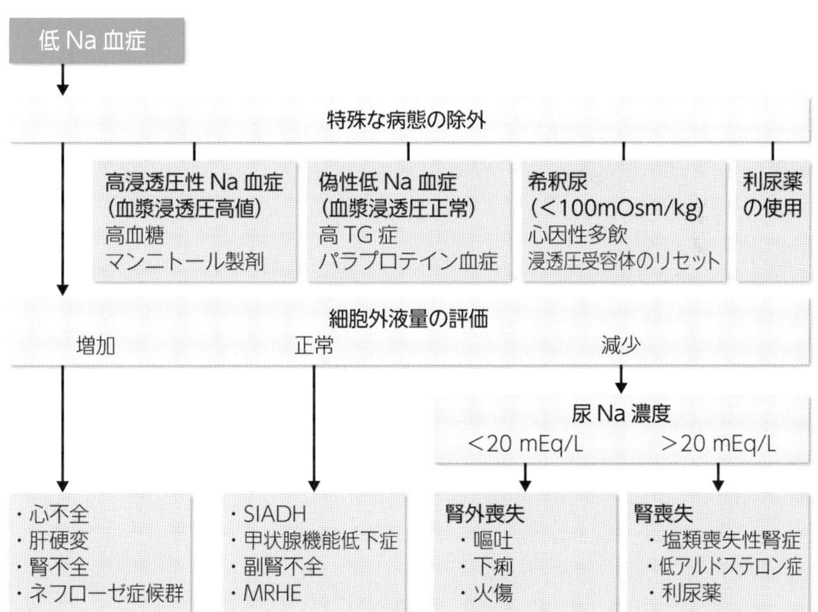

図6 低Na血症の診断

ステップ 1：特殊な病態の除外

輸液ラインからの輸液の混入がないことを確認した後，まず，特殊な病態を除外します.

1 高浸透圧性低 Na 血症

Na 以外の浸透圧活性物質が細胞外液に存在するため，水分が細胞外へ移動し，Na を希釈して生じます．高血糖の時によくみられます.

2 偽性低 Na 血症

高濃度の蛋白や脂質により非水分分画が増加し，誤って低ナトリウム血症と報告されるものです.

偽性低 Na 血症と高浸透圧性低 Na 血症は，血清浸透圧を測定すれば，

- 高浸透圧（＞290mOsm/kg） →高浸透圧性低Na血症
- 正浸透圧（275-290mOsm/kg） →偽性低Na血症
- 低浸透圧（＜275mOsm/kg） →本当の低Na血症

と判断することができますが，実際には，ルーチンで血清浸透圧を測ることはないでしょうから，非常に高濃度の蛋白，脂質，血糖が存在していないかをチェックすれば十分です．確認のために，低 Na 血症をみたら，血清浸透圧を追加測定するのがよいでしょう.

3 希釈尿になっていないか

次に，除外しなければならないのは，希釈尿（尿浸透圧＜ 100mOsm/kg）になっていないかです．心因性多飲症，水中毒，ビール多飲症などでは，飲水量が生理的な腎臓の水分排泄能を上回り，細胞外液の水分量が増加することがあります．尿浸透圧がすぐに測定できない場合には，尿比重の値を利用して尿浸透圧を推定することができます.

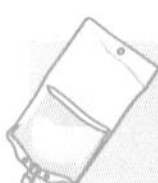

推定尿浸透圧＝(尿比重下2桁) x 20−40

例：尿比重 1.020 → 推定尿浸透圧 400-800mOsm/kg

4 利尿薬を内服していないか

ステップ 2: 細胞外液量を推定する

どのタイプの低 Na 血症であるかを鑑別するには細胞外液量を推定します.

1 細胞外液量増加の場合

腎不全, 肝硬変, 心不全, ネフローゼ症候群などが考えられます.

2 細胞外液量正常の場合

SIADH, 甲状腺機能低下症, 副腎不全, MRHE などが考えられます. しかし, 実際の臨床現場では, 細胞外液量正常というのは判断が難しいです.

3 細胞外液量減少の場合

Na の喪失が, 腎臓からなのか, 腎臓以外からなのか, を判断します. 尿 Na 濃度が 20mEq/L 以上であれば, 腎臓から喪失していると考えられ, 利尿薬の使用, 塩類喪失性腎症, 低アルドステロン症などが考えられます. 尿 Na 濃度が 20mEq/L 以下であれば, 腎外から喪失していると考えられ, 消化管からの喪失 (嘔吐, 下痢), サードスペースへの喪失 (腹膜炎, 膵炎, 熱傷) などが考えられます.

5-2 水と Na の関係

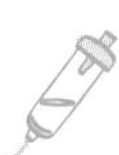

Na バランス (Na 量) の異常は体液量 (細胞外液量) の異常 (浮腫 vs 脱水) ですし, 水バランスの異常は血漿浸透圧の異常, ひいては, Na 濃度の異常 (低 Na 血症 vs 高 Na 血症) として表現されます.

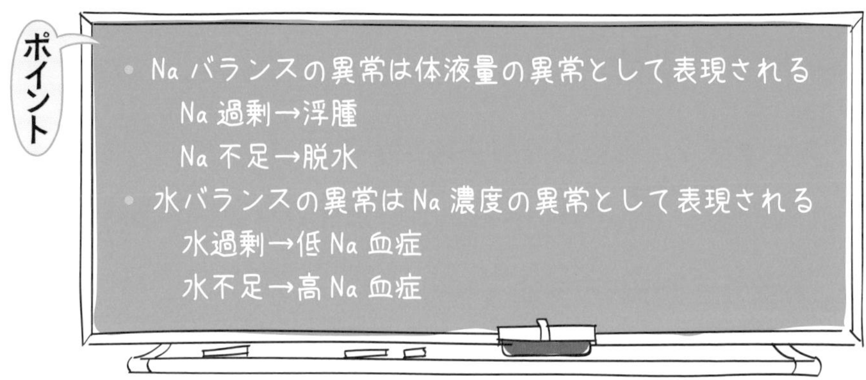

ポイント
・Na バランスの異常は体液量の異常として表現される
Na 過剰→浮腫
Na 不足→脱水
・水バランスの異常は Na 濃度の異常として表現される
水過剰→低 Na 血症
水不足→高 Na 血症

ミニレクチャー 浸透圧の単位

浸透圧の表現には２通りあります．溶液の単位容量（L）あたりの分子数である Osmolarity（mOsm/L）と，溶液中の溶媒の単位質量（kg）あたりの分子数である Osmolality（溶媒が水なら，mOsm/kgH_2O）です．検査室では凝固点降下法によって，mOsm/kg･H_2O が測られていますが，臨床上は，mOsm/L と mOsm/kg･H_2O は同等なものと考えて問題ないので，mOsm/L と mOsm/kg･H_2O を混ぜて計算してもよいです．本書では，mOsm/kg･H_2O を省略した，mOsm/kg で統一しています．

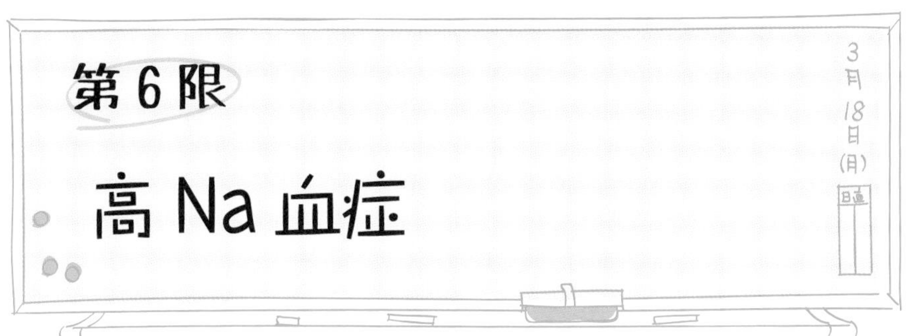

83歳の女性．右大腿骨頸部骨折のため，寝たきりの生活．3日前から発熱，咳嗽があり，食欲が低下していた．今朝から，ボーっとしているため，救急車にて搬送された．

血圧116/58mmHg，脈拍80/分，体温37.6度．口腔内の乾燥あり．毛細血管再充満時間の延長あり．

血清Na 153mEq/L.

尿は，濃縮尿が少量．尿比重は1.030.

高Na血症による意識障害と考えられます．低Na血症に比べると，高Na血症の頻度は少ないです．人間の体は，口渇感とADH分泌によって，高Na血症を防いでいます．ですから，高Na血症になる場合には，口渇感がわかないか，口渇感がわいたとしても飲水できないような乳児や高齢者に多いのです．

6-1 高Na血症を防ぐメカニズム

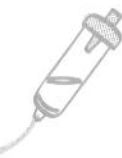

高Na血症になると，人間の体はどのように反応するでしょうか．血漿浸透圧の上昇に対して，280mOsm/kg以上でADHが分泌され，295mOsm/kg以上で口渇感が生じることによって，血漿浸透圧を正常に戻そうという反応が生まれます．したがって，高Na血症が実際に生じるためには，口渇に異常がある（または，飲水ができない状況）と，尿細管での水の再吸収が障害されていること（もしくは，腎外からの水の喪失）の両方が起こっている必要があります．

例えば，尿崩症の患者では，ADHの分泌が低下するため，集合管での水再吸収が減少しており，尿量の著明な増加を認めます．しかし，尿量に見合った分だけ，飲水をすることによって，血清 Na 濃度はほぼ正常にとどまっています．

つまり，水の喪失による高 Na 血症は，主に口渇が有効に機能しない，高齢者で認知機能に問題があったり，水分補給が適切にできない小児などにしか起こりません．

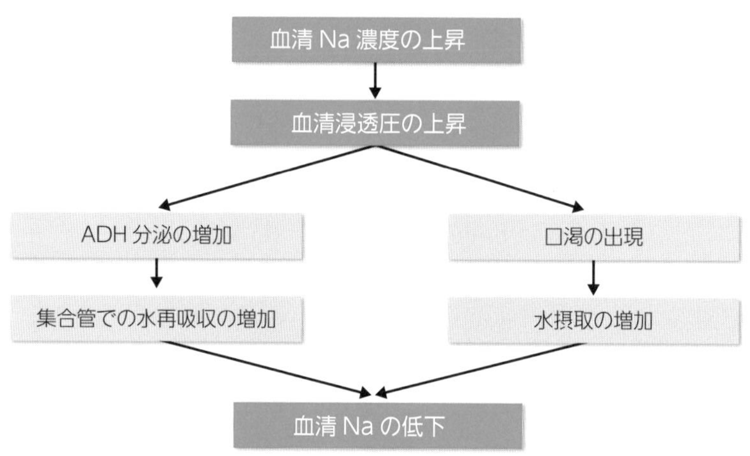

図 7 高 Na 血症を防ぐ 2 重のシステム

6-2 高 Na 血症の症状

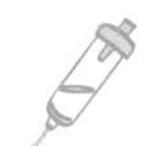

血清 Na 濃度が 150mEq/L 以上を高 Na 血症といいます．

高 Na 血症の症状は，高浸透圧によって，水が細胞内から細胞外へ移動し，細胞内液量が減少することに基づきます．最も影響を受けるのは神経細胞で，神経症候（意識レベルの変化，脱力，昏睡，けいれん）が主な症状です．

6-3 高 Na 血症の診断アプローチ

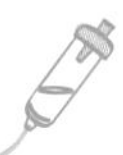

血清 Na 濃度＝体内 Na 総量/体液量ですから，高 Na 血症は，体内 Na 総量の増加か，自由水の減少によって生じます．しかし，Na の摂取増加は頻度が少なく，そのほとんどが，医原性であり，不注意な高張食塩水や炭酸水素ナトリウムの投与などによります．

高 Na 血症の大多数は自由水の喪失によって起こります．自由水喪失の原因には，**腎性と腎外性のものがあり，尿量の減少（1 日 500mL 以下），濃縮尿（尿浸透圧 800mOsm/kg 以上）で判断します．**腎外性の自由水喪失として，皮膚と気道からの蒸発（不感蒸泄），消化管からの喪失があります．不感蒸泄は，発熱，運動，熱暴露と高度の熱傷などにおいて増加します．汗のNa濃度は，大量の発汗によって低下しますので，大量の発汗は自由水の喪失につながります．下痢は高Na血症を起こす胃腸疾患として最も頻度が高いものです．特に，浸透圧物質の摂取による下痢とウイルス性胃腸炎は，自由水の喪失が大きいです．分泌性の下痢（コレラ，カルチノイド，血管作動性腸管ペプチド腫瘍）は，NaとKの合計が血漿のそれと変わらないため，高Na血症にはなりにくいです．

腎性の水分喪失は，高Na血症の最も頻度の高い原因であり，利尿薬，浸透圧利尿，尿崩症によって生じます．尿細管で再吸収されない有機溶質は，浸透圧による水の再吸収を障害します（浸透圧利尿）．浸透圧利尿を引き起こす原因として最も頻度が高いのは，高血糖時の尿糖です．その他，マンニトール製剤の投与も浸透圧利尿を起こします．このような浸透圧利尿が起こっているかどうかを判定するには，1日尿浸透圧排泄量を計算します．

1日尿中浸透圧排泄量＝尿浸透圧(mOsm/kg)×1日尿量

1日尿中浸透圧排泄量が750mOsm以上であれば，浸透圧利尿が起こっていると判断します．

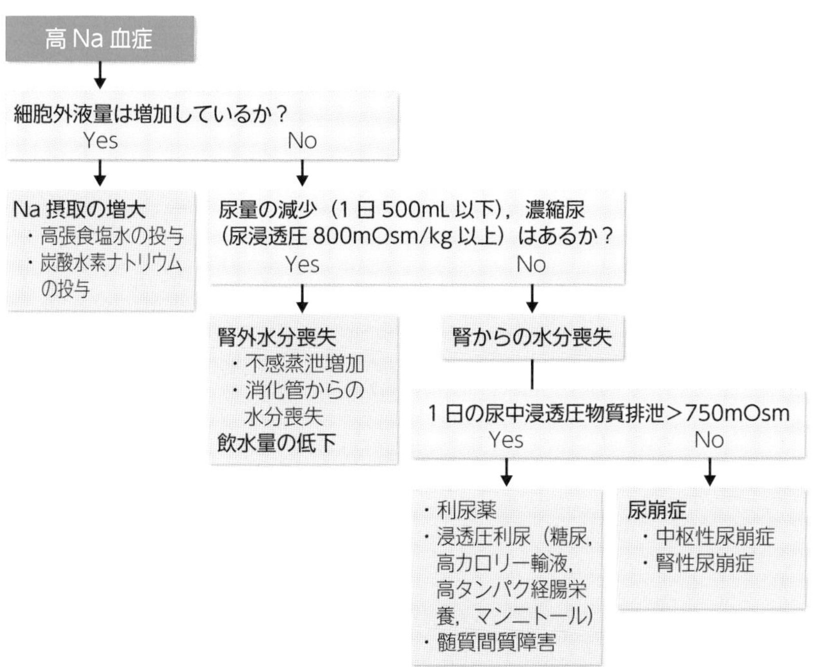

図8 高Na血症の診断

尿崩症では，腎臓からの自由水の再吸収障害によって，高 Na 血症を起こす可能性がありますが，通常，多量の飲水を行うため，高 Na 血症は認めにくいです．

6-4 高 Na 血症の治療

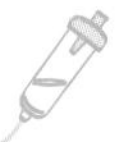

治療の目標は，水分喪失の原因に対する治療と，水の欠乏を補正することにあります．治療手段としては，基本的には 5%ブドウ糖液を用いますが，経口が可能であれば，経口投与の方が安全です．

低 Na 血症の治療と同様に，高 Na 血症の治療においても，早すぎる Na の補正は，脳浮腫による致命的な合併症となります．症候性であれば，症状の改善が得られるまで Na 濃度を低下させますが，1-2mEq/L/ 時の低下を目指し，かつ，最初の 24 時間で 12mEq/L 以上，低下させないようにします．症状がなければ，1mEq/L/ 時以下での補正を目指します．

症例を解く

本症例は，身体所見からもわかるように，脱水が認められます．尿量減少，濃縮尿も認めることより，腎外水分喪失と考えられます．発熱，食欲低下などから脱水になるも，寝たきりの生活であることから，十分な飲水ができなかったと予想されます．治療は 5%ブドウ糖液による補液になります．

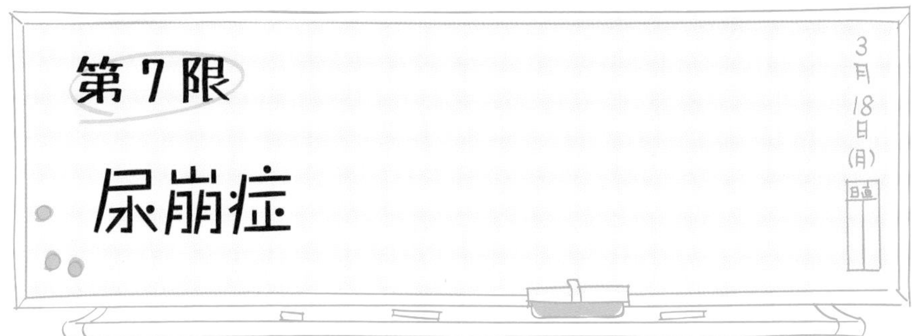

63歳女性．3カ月前に突然口渇が出現するようになったので来院した．冷水を好んで飲む．夜間に5, 6回の排尿を認める．頭痛，視力障害および頭部外傷の既往はない．

血液検査：蛋白7.6g/dL，尿素窒素14mg/dL，Cr 0.8mg/dL，Na 148mEq/L，空腹時血糖76mg/dL，血漿浸透圧288 mOsm/kg.

尿量6400mL/日．尿浸透圧160mOsm/kg.

多尿を主訴とする症例です．ポイントは溶質利尿なのか，水利尿なのかを判断することです．

7-1 尿崩症とは

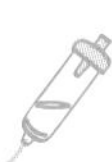

尿崩症は水調節系のkey playerの一つである，抗利尿ホルモンの分泌の欠乏（中枢性尿崩症）あるいは，その集合管での作用不全（腎性尿崩症）に分けられますが，ともに尿を濃縮することができないために，常に低張尿が排泄され，細胞外液の浸透圧が上昇します．しかし，尿崩症では口渇中枢が正常であり，血漿浸透圧の上昇に反応して飲水を続けるので，明らかな高Na血症は認められません．したがって，尿崩症は多尿と口渇が主訴となります．

7-2 尿崩症の治療

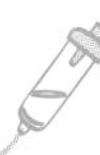

中枢性尿崩症の治療は，AVP（アルギニンバソプレシン）構造アナログの1-deamino-

8-D-arginine vasopressin（DDAVP）で行います．DDAVP は AVP の 1 位のシステインを脱アミノ化，8 位の L-アルギニンを D-アルギニンに置換したもので，強力な V_2 作用を有するアゴニストです．DDAVP の抗利尿作用は AVP の約 3 倍と強力で，その作用時間は AVP の数分〜十数分に比べて，数時間〜十数時間に及びます．

腎性尿崩症では，DDAVP に反応しませんので，タンパク・食塩の制限，サイアザイドによる治療を行います．サイアザイドは相対的な脱水を起こすことにより近位尿細管での水の再吸収を促進することに加え，尿中の Na，K 濃度を上げて，自由水排泄を抑制します．

7-3 多尿の診断アプローチ

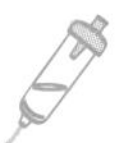

1 日 3L の以上の尿量の場合，多尿といいます．

多尿は単純な飲水量増加や尿崩症以外の原因でも生じ得ます．多尿の病態には，浸透圧利尿に代表される「溶質利尿」と，尿崩症を含めた「水利尿」とに大別できます．

「水利尿」には中枢性および腎性尿崩症がありますが，それ以外に，心因性多飲症や，低張輸液の過剰投与も尿崩症と同じような低張性の多尿を示します．低張性多尿のう

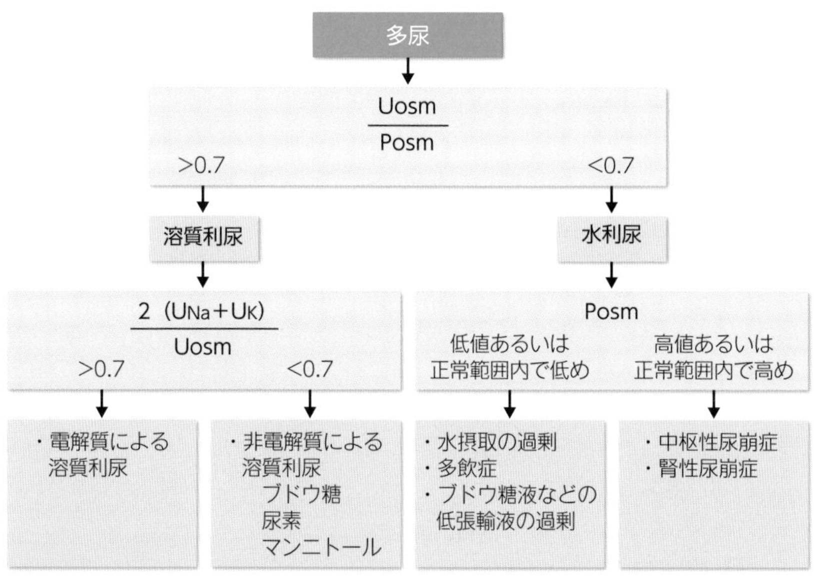

図 9 多尿の診断

Uosm: 尿浸透圧，Posm: 血漿浸透圧，U_{Na}: 尿 Na 濃度，U_K: 尿 K 濃度．

ち，尿崩症は「水利尿」により水が不足し，それに反応して多飲があるので，血清Naが正常範囲内で高めの値を示します．水摂取の過剰が一次的にあって「水利尿」が起こる心因性多飲症などでは，まず血清Naが低下し，その後，ADH分泌が抑制されて自由水が排泄されるので，血清Naは低めになります．

心因性多飲症と尿崩症の鑑別を表2にまとめておきます．

表2 心因性多飲症と尿崩症の鑑別

		正常	心因性多飲症	中枢性尿崩症	腎性尿崩症
夜間尿		少ない	少ない	多い	多い
尿浸透圧の変化	水制限	↑	↑	～	～
	高張食塩水	↑	↑	～	～
	バソプレシン負荷	↑	↑	↑	～

症例を解く

尿浸透圧/血漿浸透圧＝160/288＝0.56なので，水利尿です．血漿浸透圧は正常範囲でやや高めですから，尿崩症が疑われます．突然口渇が出現，冷水を好むのは中枢性尿崩症で特徴的な症状です．中枢性尿崩症と腎性尿崩症を鑑別するには，バソプレシン負荷試験などが必要です．

テーマ 02

Kの異常

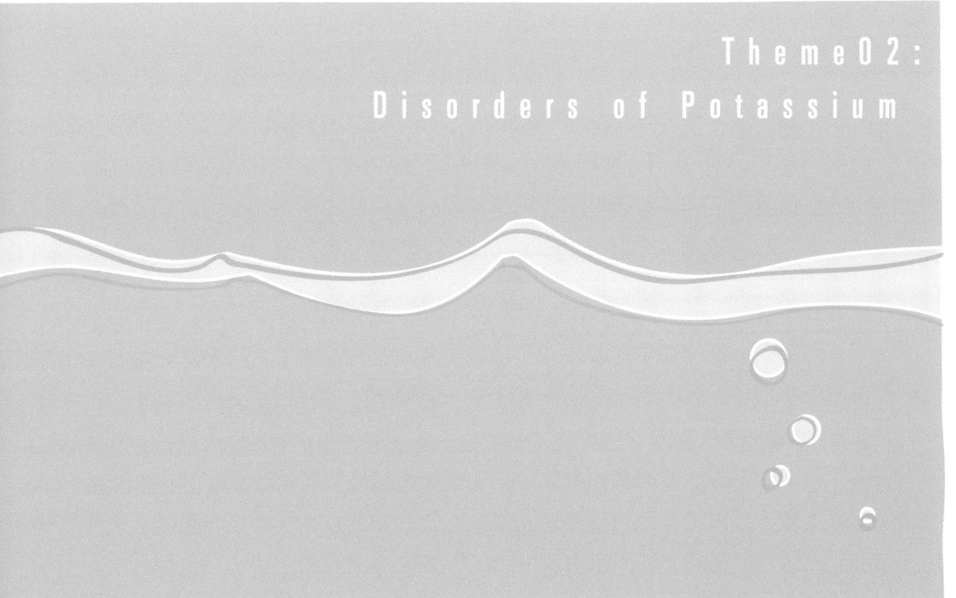

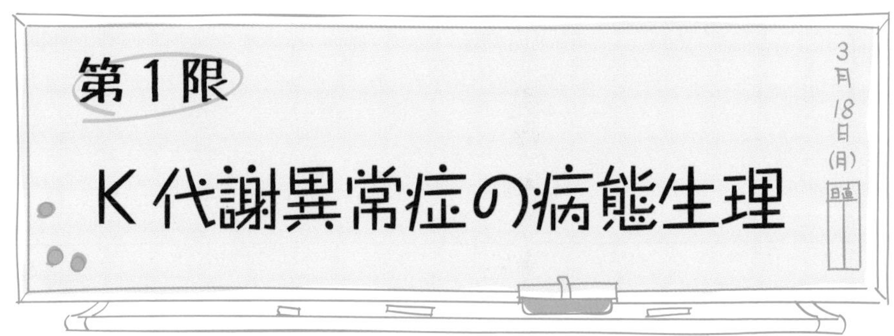

第1限 K代謝異常症の病態生理

症例

68歳女性．手足と口唇周囲のしびれを自覚し，外来を受診した．糖尿病と腎機能低下で腎臓内科に通院中．Ca拮抗薬のアムロジピンと，ARBのテルミサルタンを内服していた．「スイカは腎臓によい」と友人にすすめられ，昨日スイカをたくさん食べたと話している．

血液検査：K 6.8mEq/L，Cr 2.8mg/dL

血清K 6.8mEq/Lと高K血症を認め，手足と口唇周囲のしびれは，高K血症による症状であると考えられます．高K血症は，健康な人にいきなり起こることはほとんどありません．スイカをたくさん食べたことは，K負荷であると考えられますが，健康な人がスイカをたくさん食べたとしても，高K血症にはなりません．私は，小さいときからの夢と思って，大学生の時に，スイカを丸ごと1玉食べて，記念にスイカの皮で作った帽子をかぶったことがありますが，心臓は止まりませんでした．この症例では，基礎疾患として，糖尿病性腎症による腎機能低下があり，さらに，ARBを内服していたことが，ベースにあり，そこにスイカを食べたことが，高K血症につながったと考えられます．Kについては，K代謝の基本を理解してもらった方が，K代謝異常症の理解も進みますので，まず，K代謝の基本について話をします．

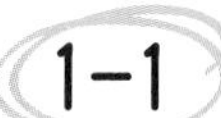

1-1 K の体内動態

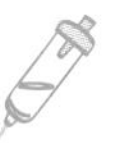

成人が 1 日に摂取する K 量は約 100mEq（40-120mEq）で，腸管から吸収され，細胞内・外に再分布した後，約 9 割は腎臓より排泄されます．便中への排泄は 5-10mEq，汗への排泄は 10mEq 以下と少ないので，ほとんどが腎臓から排泄されると考えてよいでしょう．ただし，腎機能が低下すると便中排泄の比率が増加します．

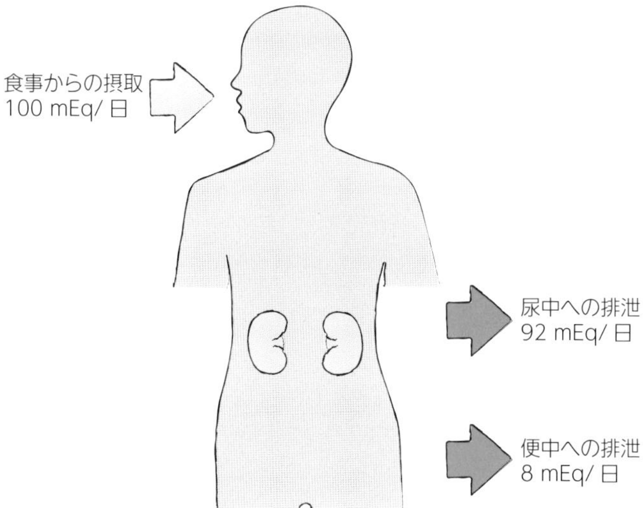

図 10 K の体内での動態

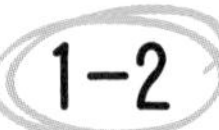

1-2 K は細胞内の主要なイオン

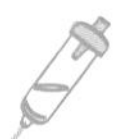

K は体内に約 3000-4000mEq（50-55mEq/kg）ありますが，その約 98%は細胞内にあり，ほとんどが細胞外液中に存在する Na とは対照的です．細胞内の K 濃度は 150 m Eq/L，細胞外の K 濃度は 4mEq/L と大きな濃度勾配があります．これは，細胞膜に存在する Na-K-ATPase が ATP を消費しながら細胞内液から 3 個の Na を汲み出し，細胞外液から 2 個の K を汲み込んでいることで維持されています．細胞内外で K 濃度に大きな濃度勾配があるということは，K が細胞内外で移動すると血清 K 濃度に大きく影響を及ぼすこと，血清 K 濃度の変化のみでは体内の K バランスを推定できないということを意味しています．

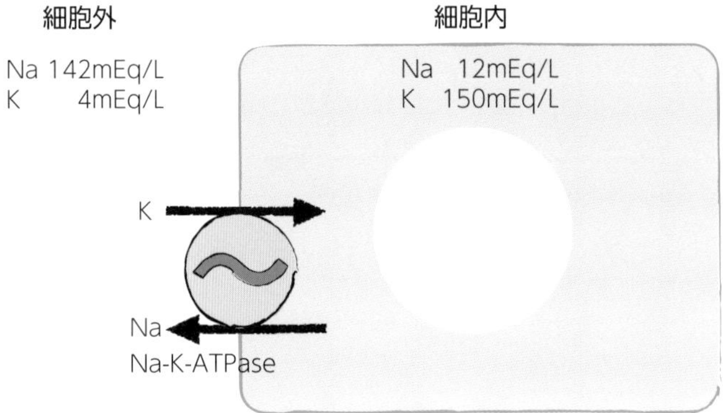

図 11 K は細胞内の主要な陽イオン

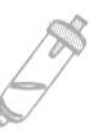

1-3 Kの調整機構

もし，Kをたくさん摂取したらどうなるのかを考えてみましょう．たとえば，スイカ100gには，3mEqのKが含まれています．もし，スイカ1玉（= 1000g，30 mEqのKを含有）を一気に食べて，それが，すべて吸収され，血中に移行した場合を考えます．体重50kgの人だと，細胞外液が10L．したがって，スイカ1000gの30mEqによって，30mEL/10L = 3mEq/Lも血清Kが上昇することになってしまいます．もともとの血清Kが5mEq/Lであれば，血清Kは8mEq/Lになってしまうので，『スイカによる心停止』になってしまう可能性があります．

もちろん，そういうことはないわけで，血清Kには厳密な調整機構があります．Kの調整機構の一つは，細胞内外でのKの移動で，これは，比較的早い，分のオーダーで行われます．つまり，急激に負荷されたKを細胞内へ移動させることで，高K血症を回避するわけです．ただし，体内のK量としては増加したままなので，もう一つのKの調整機構として，尿中へのK排泄があります．こちらは，ゆっくりとした，時間〜日のオーダーで行われます．このように，Kの調整は，急性の細胞内への移動と，慢性の尿中排泄の2通りの方法で，制御されています．

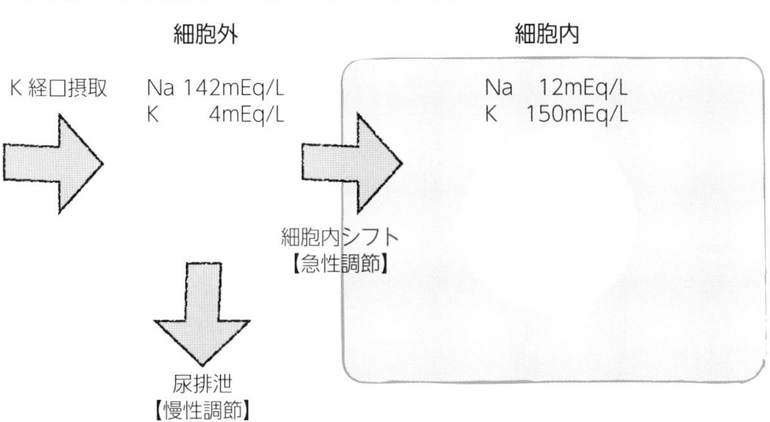

図12 Kの2つの調節機構

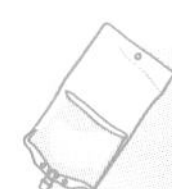

Kの2つの調節機構

急性調節：細胞内外でのKの移動

慢性調節：尿中へのKの排泄

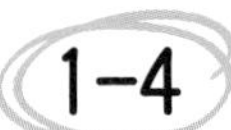
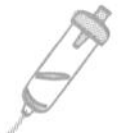

1-4 細胞内外のK移動を調節する因子

細胞内外のKの移動を調節する因子には以下のようなものがあります.

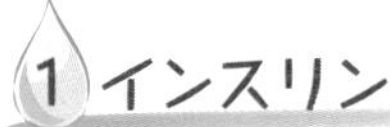

1 インスリン

インスリンは, Kの細胞内への取り込みを亢進させ, 高K血症の治療法としても用いられますが, そのメカニズムには細胞膜のNa-H交換体の活性が関わっていると考えられています. インスリンはNa-H交換体を活性化し, 細胞内のNa濃度を上昇させます. その結果, 細胞内のNaを細胞外へ汲み出そうとして, 2次的にNa-K-ATPaseが亢進し, 細胞内へKが取り込まれることになります. また, インスリンは, Na-K-ATPaseのVmaxを増加することと, 細胞内プールからNa-K-ATPaseを細胞膜へ移動させることによって, Na-K-ATPaseを直接活性化することが知られています.

2 β_2カテコラミン, 甲状腺ホルモン

β_2カテコラミンと甲状腺ホルモンは, 細胞膜のNa-K-ATPaseを活性化し, 細胞内へのK取り込みを促進します. たとえば, 甲状腺機能亢進症による周期性四肢麻痺は, このことによって説明できます.

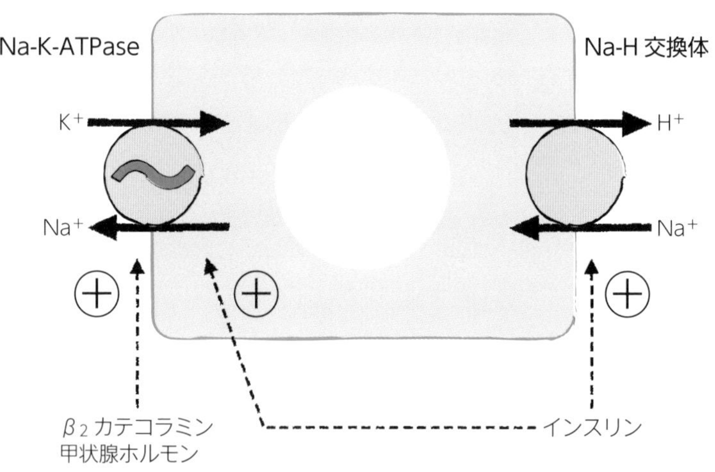

図13 細胞内外のK移動を調節する因子

3 細胞外 pH

アシドーシスでは，K の細胞外への移動が亢進します．これは，pH が低下し H^+ が増加すると（アシドーシス），pH の恒常性を維持するために H^+ を細胞内に移動させ，かわりに陽イオンである K^+ を細胞内から細胞外へ放出することによります．pH が 0.1 低下すると血清 K 濃度は約 0.6mEq/L 上昇します．

ただし，この反応は，H^+ に随伴する陰イオンに依存するので，アニオンギャップ（AG）正常の代謝性アシドーシスでは認められますが，有機酸が蓄積した AG 増加型代謝性アシドーシスでは認められません．AG 正常の代謝性アシドーシスでは，随伴する陰イオンである Cl は細胞内へ取り込まれないために，細胞内 K が細胞外へ移動します．一方，有機酸が蓄積した AG 増加型代謝性アシドーシス（乳酸アシドーシスや糖尿病性ケトアシドーシスなど）では，モノカルボン酸（乳酸，ケト酸など）は，モノカルボン酸輸送体を介して電気的中性に細胞内に輸送されるので，K の移動は起きません．

アルカローシスでは，細胞内から H^+ が放出されて恒常性を維持しようとするので，K は細胞内へ移動します．

4 その他

横紋筋融解症や溶血では細胞内 K が放出されます．高血糖などの血漿高浸透圧の状態，サクシニルコリン使用による持続的脱分極，バリウム中毒なども細胞外への K 移動を起こします．

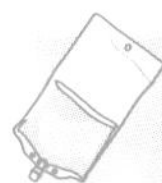

細胞内外の K 移動を調節する因子

血清Kを低下させる因子：インスリン，β_2カテコラミン，甲状腺ホルモン，アルカローシス

血清Kを増加させる因子：AG正常の代謝性アシドーシス

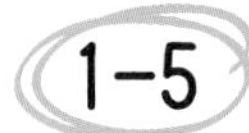

1-5 腎臓での K 分泌

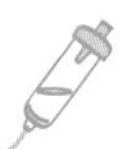

腎臓では糸球体で濾過された K の約 70-80%が近位尿細管で等張性に再吸収され，残りは Henle の太い上行脚で Na-K-2Cl 輸送体により再吸収されます．皮質集合管以降の K 分泌が尿中への K 排泄量に直接反映されます．したがって，**尿への K 分泌のコントロールは皮質集合管の主細胞で行われていると考えてよいのです．**主細胞での K の分泌は Na 再吸収と連動して起こり，これは管腔側膜の Na チャネル（アミロライド感受性上皮型 Na チャネル，ENaC）と K チャネル（ROMK），基底側膜の Na-K-ATPase に依存しています．

主細胞での K 分泌を制御する重要なホルモンがアルドステロンです．アルドステロンは皮質集合管主細胞の ENaC の数を増加させます．そのメカニズムは以下の通りです．アルドステロンは主細胞細胞質のアルドステロン受容体に結合し，アルドステロン受容体複合体は核に移動した後，SGK-1 を含む新規タンパク質を合成します．SGK-1 はユビキチンリガーゼ Nedd4-2 のリン酸化による不活化を通して，主細胞細胞膜の ENaC 数を増加させます．主細胞の管腔側膜に発現している ENaC を介した Na の再吸収が増加すると，尿細管腔の陰性荷電が増加し，ROMK を介した K 分泌が増えます．アルドステロンは，このほかにも，ROMK の発現を増加させますし，

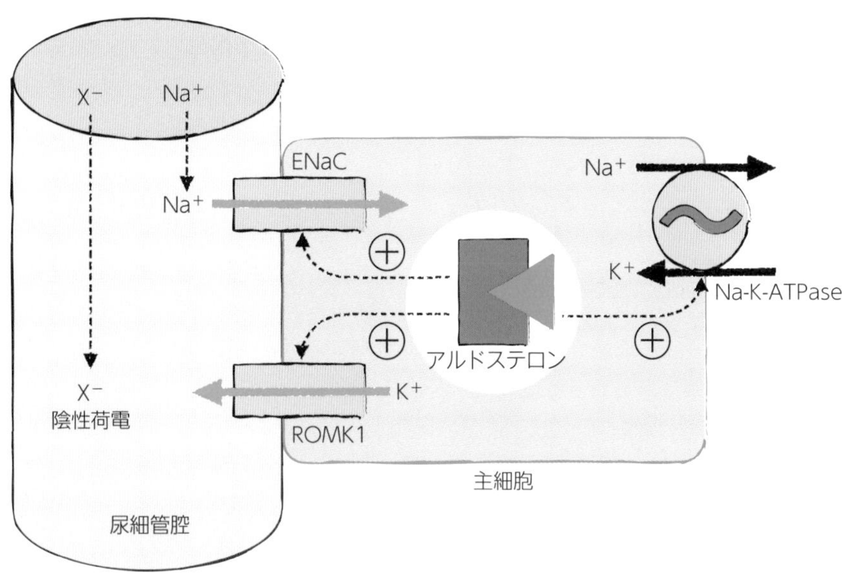

図 14 皮質集合管での K 排泄機構

血管側膜のNa-K-ATPaseの活性も上昇させ，Kの排泄を増加させます．

皮質集合管でのKの分泌は尿細管腔の陰性荷電で形成される電位勾配によって決まります．尿細管腔の陰性荷電に影響するのは，以下の2つです．

(1) 主細胞の管腔側膜に発現しているENaCを介したNaの再吸収

(2) 管腔側内に存在する陰イオン

したがって，皮質集合管においてNaがENaCを介して再吸収されればされるほど，Kの分泌が増えます．また，皮質集合管管腔側内に陰イオンが存在するほど，Kの分泌が増えます．管腔内に存在する陰イオンはHCO_3^-などです．したがって，代謝性アルカローシスや$NaHCO_3$負荷などによるHCO_3^-尿の際には，Kの排泄が増加します．

ENaCを介したNa再吸収はアルドステロンによって増加します．アルドステロンは，このほかにも，ROMKの発現を増加させますし，血管側膜のNa-K-ATPaseの活性も上昇させ，Kの排泄を増加させます．

以上をまとめると，皮質集合管におけるK排泄に重要な3つの因子は以下の通りです．

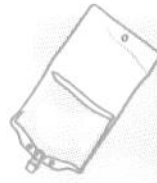

皮質集合管におけるK排泄に重要な3つの因子

(1)集合管管腔内へのNa到達量(増加でK排泄増加)，例：脱水ではKの排泄が低下し，ループ利尿薬使用時にK排泄が増加する．

(2)集合管管腔内の陰性荷電(増加でK排泄増加)，例：代謝性アルカローシスでK排泄が増加

(3)アルドステロン作用(増加でK排泄増加)，例：アルドステロン過剰症でK排泄が増加

症例を解く

健康な人は，スイカを食べたくらいでは高K血症にはなりません．たとえ，30mEqのK負荷があったとしても，まずは，細胞内にKが急速に取り込まれ，高K血症を防ぎます．さらに，時間〜日単位の時間をかけて，腎臓からKが排泄されることにより，高K血症が防がれます．本症例では，腎機能が低下しているところに，高K血症になりやすいARBを内服していたため，高K血症防御機構が弱まっていて，高K血症を招いたと考えられます．

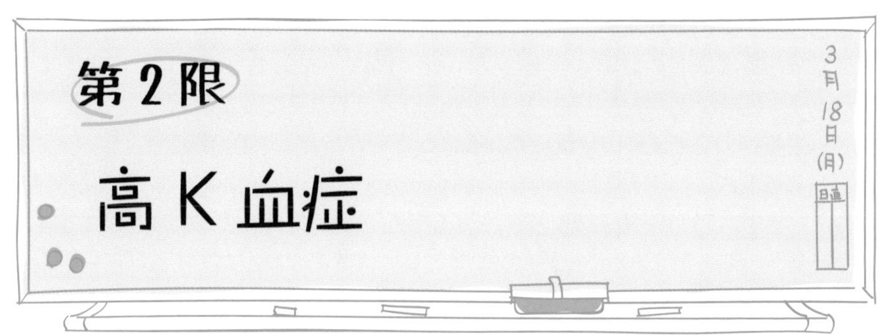

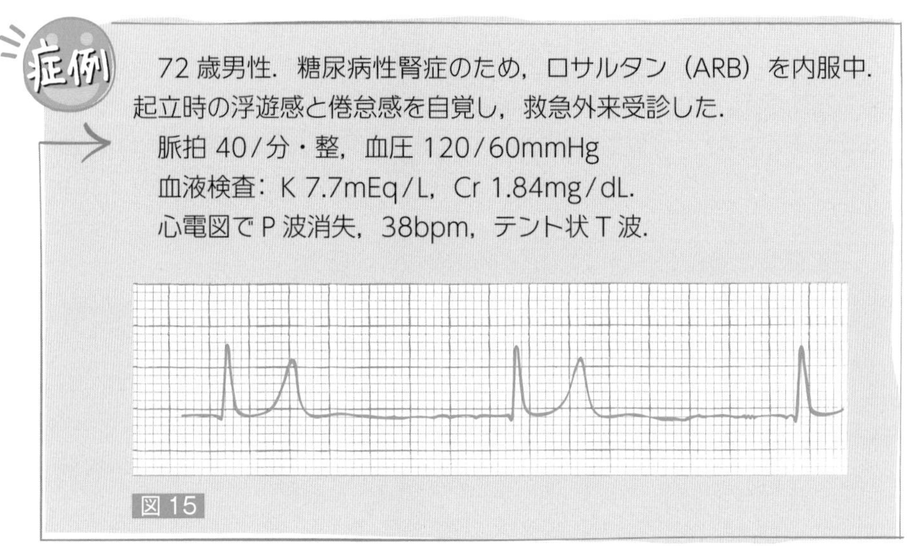

72歳男性．糖尿病性腎症のため，ロサルタン（ARB）を内服中．起立時の浮遊感と倦怠感を自覚し，救急外来受診した．

脈拍 40/分・整，血圧 120/60mmHg

血液検査：K 7.7mEq/L，Cr 1.84mg/dL．

心電図でP波消失，38bpm，テント状T波．

図 15

本症例も高K血症です．高K血症に伴い，症候性の徐脈を認めており，緊急治療が必要と考えられます．

2-1 高K血症の症状

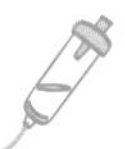

血清K 5.5mEq/L以上を高K血症といいます．

Kは細胞膜の静止膜電位を決定する最重要因子です．したがって，K濃度の異常は細胞の興奮しやすさ，しにくさに影響します．最も影響を受けるのは，筋肉と心臓です．軽度の高カリウム血症では無症状であることが多いです．高度の高カリウム血症（血清K 7mEq/L以上）では，筋力低下，麻痺，徐脈や不整脈が出現します．

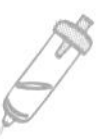

2-2 K 濃度異常と心電図変化

高 K 血症では，以下のような心電図変化〔(1) → (4) の順〕が起こります．

(1) T 波の増高

(2) P 波の低下，PR 間隔の延長，QRS の開大

(3) P 波の消失，さらなる QRS の開大→サインカーブ，AV ブロック

(4) 心室細動，心静止

低 K 血症では，以下のような心電図変化〔(1) → (2) の順〕が起こります．

(1) U 波の出現，ST 低下，T 波の幅広化，平坦化，QT の延長

(2) ST 低下が進行，U 波の巨大化，心室性期外収縮の出現

しかし血清 K 濃度と心電図異常は，必ずしもパラレルには起こりません．K < 6.8mEq/L では 43%に，K > 6.8mEq/L では 55%の患者に心電図異常を認めたという報告があります．

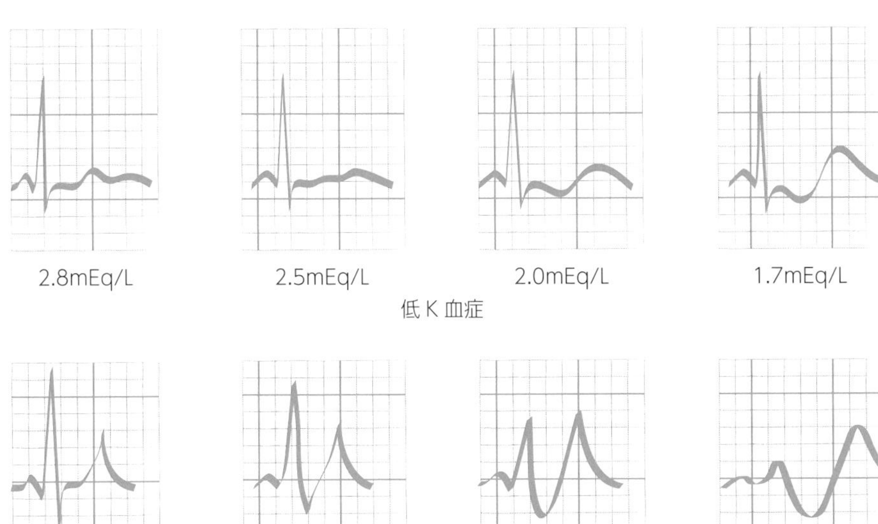

6.5mEq/L　7.0mEq/L　8.0mEq/L　9.0mEq/L

高 K 血症

図 16 低 K 血症と高 K 血症の心電図変化

メルクマニュアル 第 18 版 日本語版（オンライン版 MSD 提供 http://merckmanual.jp）

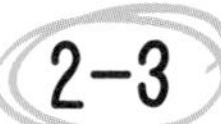

2-3 高K血症の診断アプローチ

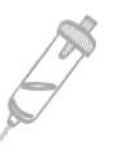

偽性高K血症としては，採血時の溶血が一番頻度が多いです．また，血小板や白血球の著増によって，採血した血液の凝固の過程でこれらの血球からKが放出されて見かけ上の高K血症をきたすことがあります．偽性高K血症を防ぐためにはヘパリン採血を行って，血漿K値を測定します．心電図変化を伴っていれば，それだけで，偽性高K血症は除外できます．

偽性高K血症が除外できれば，(1) K摂取増加，(2) Kの細胞外への移動，(3) 腎からのK排泄障害のいずれかによって，高K血症が起こっているか判断します．

1 K摂取増加

K摂取の過多が単独で高K血症になることはまれで，同時に，細胞内から外への移動や，腎からのK排泄障害を伴っていることが大半です．Kは細胞内の主要陽イオンなので，生野菜，果物，生の肉などにKが多く含まれています．また，細胞崩壊（横紋筋融解）でも，細胞内のKが血液中に放出されます．

2 Kの細胞外への移動

高K血症が短時間で発症し，かつK摂取増加がなければ，高K血症の原因はKの細胞内から外への移動である可能性が高いです．

高血糖などの高浸透圧血症（細胞内の水とともにKが細胞外に移動することによる），無機酸アシドーシス，相対的インスリン欠乏などがあげられます．糖尿病性ケトアシドーシスの時は，高血糖による高浸透圧血症とインスリン不足により，高K血症となりますが，あくまでも，細胞内から細胞外への移動が起きているだけで，体内のK量はむしろ減少していることが多いので，治療の過程で，低K血症をきたす可能性が高いことに気をつけないといけません．

3 腎からのK排泄障害

これが，最も多い高K血症の原因です．慢性の高K血症では，腎臓からのK排泄障害がある可能性が高いです．ただし，腎機能低下症例でも，アルドステロン分泌と遠位尿細管での流量の保持によって，K排泄は維持されているので，高K血症となるのは，尿量が低下したり，K大量摂取，低アルドステロン症などの合併があるときと考えられます．

高K血症性尿細管アシドーシス（Type 4 RTA）や副腎不全などの低アルドステロ

ン症でも，K排泄障害による高K血症をきたします．

また，近年，よく使われるようになった，レニン-アンギオテンシン系の阻害薬（ACE阻害薬，アンギオテンシン受容体拮抗薬，アルドステロン拮抗薬，レニン拮抗薬）などの服用による高K血症の頻度が多いです．

（1）（2）と（3）の鑑別は，24時間蓄尿によるK排泄量を調べます．K排泄には日内変動があることが知られているので，スポット尿における尿K/尿Crは避けた方がよいです．高K血症があるにもかかわらずK排泄量が少なければ，腎からのK排泄障害であると考えてよいでしょう．

表3 高K血症の原因

偽性高K血症
・溶血 ・血小板，白血球著増
K摂取増加
・K過剰摂取 ・細胞破壊 ・横紋筋融解
Kの細胞外への移動
・高浸透圧（高血糖） ・無機酸アシドーシス ・相対的インスリン欠乏
腎からのK排泄障害
・腎機能障害 ・高K血症性尿細管アシドーシス（Type 4 RTA） ・副腎不全などの低アルドステロン症 ・レニン-アンギオテンシン系の阻害薬の服用

2-4 高K血症の緊急治療

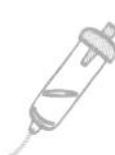

高K血症における緊急治療の必要性は，原因疾患によって異なりますが，心電図変化や不整脈がある場合，K濃度が6.5-7.0mEq/L以上の場合，急速に血清K濃度の上昇が予想される病態（組織崩解など）の場合には，高K血症に対する緊急治療を行います．

高K血症の緊急治療に使う薬剤について説明します．

1 グルコン酸カルシウム

カルチコール注射液® 8.5% 10mL を 3 ～ 6 分かけて静脈注射.

心電図の効果は数分で発現し，最大 1 時間効果が持続します.

グルコン酸カルシウムには，血清 K 濃度を低下させる効果はありません. 高 Ca 血症を誘導して静止膜電位と活動電位閾値の差を維持することにより，心筋細胞膜の興奮を抑制し，危険な不整脈を予防します.

2 インスリンとブドウ糖の静脈内投与（GI 療法）

レギュラーインスリン 10 単位を，50%ブドウ糖液 50mL に希釈して，静脈注射.

15-30 分で効果が発現し，K は 1.0mEq/L 程度低下し，4-6 時間効果が持続します. 高 K 血症が持続すれば，再投与，または，持続投与を行います. 低血糖の頻度が多いので，定期的な血糖のモニターが必要です.

インスリンは，K の細胞内への移動を誘導し，高 K 血症を是正します. ブドウ糖は，インスリンによる低血糖予防のために投与します（1 単位のレギュラーインスリンに対し，2.5 ～ 5g のブドウ糖).

3 炭酸水素ナトリウム

メイロン® 2A を 5 分以上かけて静脈注射.

30-60 分で効果が発現し，数時間持続します.

炭酸水素ナトリウムの，高 K 血症への投与は議論があります. 代謝性アシドーシスがある場合にのみ用いるべきという意見が多いです. 従来，HCO_3^-を投与すると，アルカローシスのため，H^+ が細胞外に，K^+ が細胞内へ移動すると考えられていましたが，最近では，この作用はそれほど大きくないと考えられています. どちらかというと，炭酸水素ナトリウムに含まれる Na によって，K が尿中に排泄される効果がメインのようです. 事実，無尿の透析患者に対しては，炭酸水素ナトリウムは血清 K 低下作用をもちませんでした[1).]

4 β_2 受容体刺激薬

β_2 受容体刺激薬は K の細胞内への移動を促し，高 K 血症を是正します.

15-30 分で作用発現し，2-4 時間持続します.

---

1) Blumberg A, Weidmann P, Shaw S, Gnädinger M. Effect of various therapeutic approaches on plasma potassium and major regulating factors in terminal renal failure. Am J Med. 1988; 85(4): 507-12.

アルブテノールがネブライザーで使用できることが，米国の教科書には記載されていますが，日本では，アルブテロールが入手できず，塩酸プロテカロール（メプチン®），硫酸サルブタロール（ベネトリン®）が使用可能です．しかし，これらの効果は個人差があり，信頼性に乏しいため，単独での使用はすすめられません．高 K 血症の治療として認可されておらず，催不整脈リスクも高まるため，わが国では，ほとんど使用されていません．

5 輸液とフロセミド

腎機能が保持されている場合は，輸液とフロセミド（ラシックス®）により，K 排泄を促します．遠位尿細管に到達する Na, 水を増やすことにより K 排泄が増加します．

6 陽イオン交換樹脂

ケイキサレート® 15-30g を経口または 30-60g を微温湯 200mL に溶いて注腸．ソルビトールとの併用は消化管穿孔のリスクがあるので，禁忌．

効果発現に約 1-2 時間かかります．

陽イオン交換樹脂は，腸管内で K と結合し，便中に K を排泄します．経口投与は急性期治療には向きません．陽イオン交換樹脂による注腸を行うのは，血液透析が実施できないような状況に限られるでしょう．

7 血液透析

K を体外に排泄する最も確実な方法ですが，透析を開始するまでに，準備のため 1-2 時間かかります．

表 4 高 K 血症の緊急治療

治療法	投与方法	作用時間	作用機序
カルチコール	カルチコール注射液® 8.5% 10mLを3-6分かけて静脈注射	数分で効果が発現し，最大1時間持続	心筋の膜の安定化
インスリン	レギュラーインスリン10単位を，50%ブドウ糖液50mLに希釈して，静脈注射	15-30分で効果が発現し，4-6時間持続	Kの細胞内への移動
炭酸水素ナトリウム	メイロン® 2Aを5分以上かけて静脈注射	30-60分で効果が発現し，数時間持続	Kの細胞内への移動
β_2受容体刺激薬	推奨しない	15-30分で効果が発現し，2-4時間持続	Kの細胞内への移動
フロセミド	ラシックス® 20-80mgを静脈注射	1-2時間で効果が発現し，6時間持続	Kの尿中への排泄
陽イオン交換樹脂	ケイキサレート® 15-30gを経口，または，30-60gを微温湯200mLに溶いて注腸	1-2時間で効果が発現し，4-6時間持続	Kの便中への排泄
血液透析		開始後すぐ効果が発現し，比較的長時間持続	Kの体外への排泄

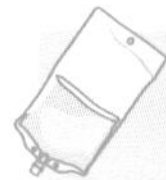

高 K 血症の緊急治療

・カルチコールとGI療法を開始し，血液透析の準備をする．

2-5 高 K 血症の慢性期の治療

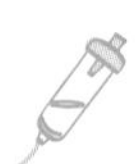

高 K 血症の原因の検索とその原因疾患に対する治療を行います．K の摂取制限，K を上昇させる薬剤の減量あるいは中止，K 排泄を増加させる薬剤〔利尿薬，陽イオン交換樹脂（ケイキサレート® とカリメート®)〕を投与します．

症例を解く

救急外来で心電図モニター監視下にてカルチコール10mL，グルコース-インスリン療法を行い，30分後血清K値は6.7mEq/Lまで低下しましたが，心電図上P波は出現せず，徐脈が遷延したため，血液透析を行いました．3時間の透析にて，血清K 3.7mEq/Lに低下し，心電図上P波出現，心拍数58/分となりました．

ミニレクチャー 新しいK吸着薬

慢性の高K血症には，陽イオン交換樹脂が使われることが多いですが，認容性などの問題（消化器症状）があります．新しくジルコニウムケイ酸塩とPatiromerが開発され米国で使用されています．ジルコニウムケイ酸塩はロケルマ®という商品名で，日本でも発売されました．カリメート®，ケイキサレート®はポリマー吸着薬ですが，ジルコニウムケイ酸塩は，微細孔構造を有する非ポリマー無機結晶の陽イオン交換化合物で，Kへの選択性が高く，腸管内での膨潤がないため，消化器症状が少ないという利点があります．Patiromerは現時点で，国内販売されていませんが，球状の非吸収性有機ポリマーで，Caが結合していて，腸管内でKとCaが交換されます．

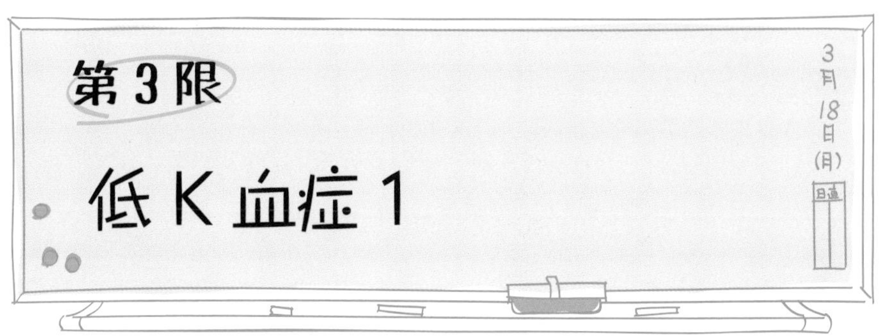

44歳女性．2年前から手指のしびれ感と下肢の麻痺症状とが出現し，階段の昇降ができなくなり来院した．

脈拍76/分，整，血圧162/92mmHg．両下肢に筋力低下を認める．

血液検査：Na 143mEq/L，K 2.7mEq/L，アルドステロン28.6 ng/dL（基準5-10），レニン活性0.2ng/mL/時間（基準1.2-2.5）

スポット尿の尿K/尿Cr 25mEq/g

低K血症を認めます．筋力低下は，低K血症によるものと考えられます．高血圧を伴う低K血症です．

3-1 低K血症の症状

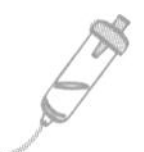

低K血症は，血清K濃度3.5mEq/L未満をいいます．

通常，血清K濃度が3mEq/L以下になるまで症状は認められません．脱力感は血清K濃度が2.5mEq/L以下となると出現し始めます．脱力は下肢から始まり，上向性に広がることが多いです．けいれん，横紋筋融解症，呼吸筋麻痺，イレウスなども合併することがあります．不整脈は特にジゴキシン服用時に起こりやすいです．長期の低K血症は，腎臓の間質障害を起こします．

3-2 低 K 血症の診断アプローチ

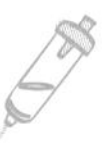

低 K 血症は（1）K の摂取不足，（2）細胞内への K の移動，（3）腎からの喪失（まれに大腸からの喪失）のいずれかによって起こります．以下のステップで鑑別していきます．

ステップ 1：偽性低 K 血症と細胞内への K の移動を促す状況を除外する

偽性低 K 血症とは，白血病などにおける増殖の盛んな白血球芽球の増加では，採血後に室温で放置することにより，細胞への K の取り込みが起こり，低 K 血症となるものです．

細胞内への K の移動を促す状況とは，

・インスリン投与（高カロリー輸液による内因性インスリン分泌でも起こります）

・β_2 アゴニスト投与

・アルカローシス

などです．その他にも，甲状腺機能亢進症による周期性四肢麻痺などがあります．

また，尿中 K 排泄が少なく，代謝性の酸塩基平衡異常を伴っていない急性の低 K 血症は，細胞内への K の移動の存在を示唆しています．

ステップ 2：1 日の尿中 K 排泄量，スポット尿の尿 K/尿Cr を使って腎臓からの喪失か，腎臓以外からの喪失かを判断する

ステップ 1 が除外できれば，K 喪失と考えられますので，腎臓からの喪失か，腎臓以外からの喪失かを判断します．

K 喪失の判断は，1 日の尿中 K 排泄量を蓄尿でみることが一つの方法です．尿中 K 排泄＜ 20mEq/日であれば腎外性，尿中 K 排泄＞ 20mEq/日ならば腎性の喪失が考えられます．ただし，実際には，正確に蓄尿をすることは難しいですし，結果が返ってくるまでに時間がかかるので，スポット尿で測れる尿 K/尿Cr を用いるのがよいでしょう．尿 K/尿Cr ＜ 13mEq/g であれば腎外性，尿 K/尿Cr ＞ 13mEq/g であれば腎性の喪失が考えられます．従来使われていた，TTKG は問題があるので，使うことをおすすめしません（ミニレクチャー参照）．

腎外性喪失の場合は，K 摂取不足なのか消化管からの K 喪失なのかを判断します．

K の欠乏に対し，腎臓は，K 排泄をできるだけ減らすようになりますが，Na 再吸収に伴う皮質集合管での K 排泄のため，最低でも，1 日に 15mEq 程度の K 喪失が起こってしまいます．したがって，長期間（数週から数カ月）の飢餓では，K 摂取不足による低 K 血症が起こりえます．消化管からの K 喪失の場合，嘔吐であれば，代謝性アルカローシスを伴います．下部消化管からの K 喪失では，代謝性アシドーシスを伴います．特に，摂食障害で，隠れて嘔吐している場合や，下剤を乱用しているようなケースに注意しましょう．

ステップ 3：腎性 K 喪失の場合には，高血圧の有無をみます

正常ないし低血圧の場合は，血液ガス分析を行い，代謝性アシドーシスなら，尿細管性アシドーシス，糖尿病性ケトアシドーシスを考え，代謝性アルカローシスなら，ループ利尿薬内服，サイアザイド利尿薬内服，Bartter / Gitelman 症候群を考えます．

高血圧の場合には，内分泌性の高血圧症が考えられますので，レニン，アルドステロン，コルチゾールを測定します．

ステップ 4：高血圧の場合には，レニン，アルドステロン，コルチゾールを測定します

アルドステロン高値の場合，レニン高値であれば，腎動脈狭窄・レニン分泌腫瘍を考えます．レニン低値であれば原発性アルドステロン症を考えます．

アルドステロン低値ないし正常の場合，コルチゾール高値なら，Cushing 症候群，ステロイド投与を考えます．コルチゾール低値ないし正常なら，Liddle 症候群，甘草投与，鉱質コルチコイド過剰症を考えます．

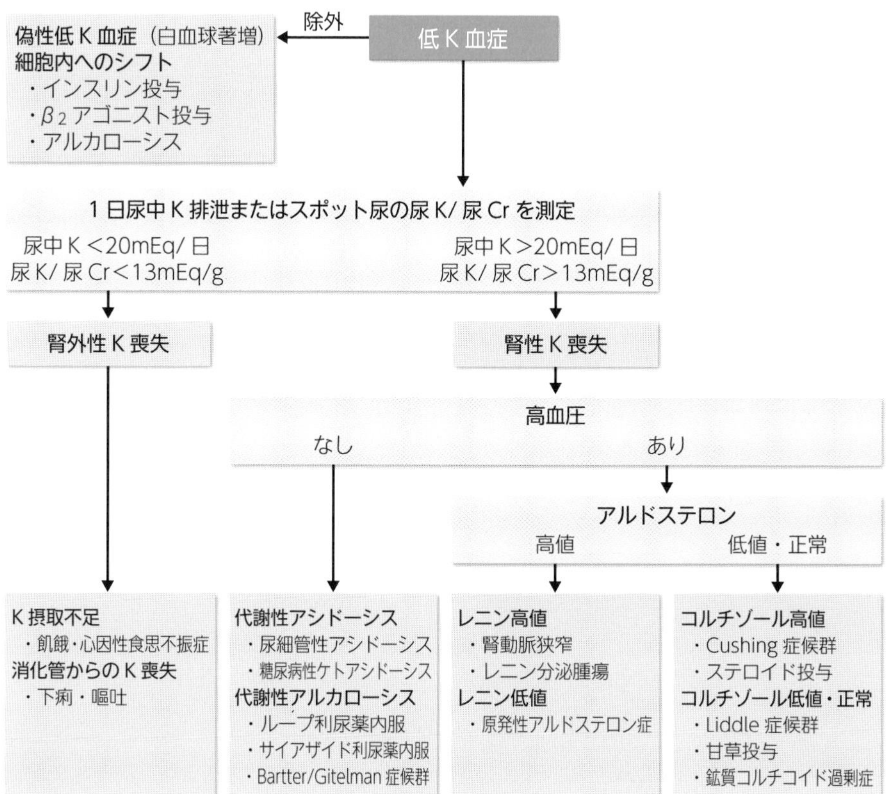

図 17 低 K 血症の診断

症例を解く

本症例では，偽性低 K 血症，細胞内への K の移動を疑わせる状況はありません．低 K にもかかわらず，スポット尿の尿 K/尿Cr 25mEq/g と高値なので，腎性 K 喪失と考えられます．高血圧を認め，低レニン，高アルドステロン血症なので，原発性アルドステロン血症が疑われます．

ミニレクチャー TTKG は使わない

TTKG（transtubular K gradient）は皮質集合管（CCD）尿細管腔内 K の濃度と血清 K の濃度の比のことであり，腎臓における主たる K 排泄のセグメントである CCD における K 分泌の指標です．TTKG は血清・尿中の K 濃度と浸透圧（Osm）から以下の計算式で算出されます．

$$\mathrm{TTKG} = \frac{\text{尿 K 濃度} \times \text{血漿浸透圧}}{\text{血清 K 濃度} \times \text{尿浸透圧}}$$

しかし，TTKG の算出の際に，髄質集合管で浸透圧物質がほとんど再吸収されないと仮定していましたが，この仮定が間違いであることを，TTKG の開発者である Mitchel Halperin 博士が認め，TTKG のかわりに，スポット尿 K/尿Cr を用いることを勧めています．髄質集合管では，事実，かなりの量の尿素（600 mmol/日）が再吸収されていることが知られています．

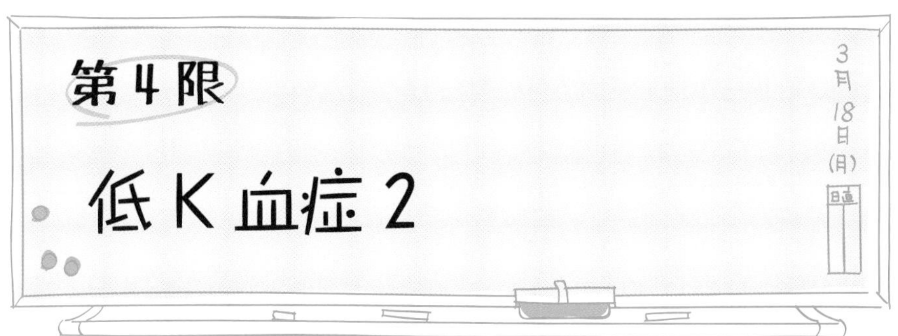

58歳女性．1カ月前に両下腿に痛み，脱力感があったため，来院した．過去に四肢の脱力などもなく，精神遅滞も認められない．薬剤の内服は否定している．

血圧110/68mmHg．診察時には，明らかな下肢の筋力低下は認めなかった．

血液検査：Na 143mEq/L，K 2.8mEq/L，Cl 98mEq/L，重炭酸濃度30.6mmol/L，アルドステロン109ng/dL（基準5-10），レニン活性101.9ng/mL/時間（基準1.2-2.5）．

スポット尿の尿K/尿Cr 30mEq/g

低K血症を認めます．筋力低下は，低K血症によるものと考えられます．先ほどの症例と異なり，血圧は低めです．

症例を解く

さきほどの低K血症の診断アプローチにあてはめて考えてみましょう．

本症例では，偽性低K血症，細胞内へのKの移動を疑わせる状況はありません．低Kにもかかわらず，スポット尿の尿K/尿Cr 30mEq/gなので，腎性K喪失と考えられます．低血圧で代謝性アルカローシスを認めます．薬剤の内服は否定していますし，発症が成人になってからですので，Gitelman症候群を考えます．

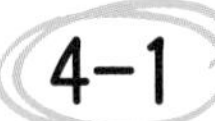
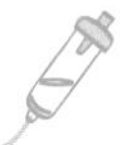

4-1 低K血症の治療

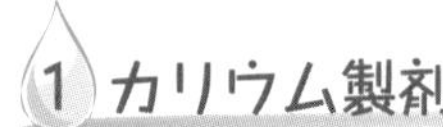

1 カリウム製剤

経口薬

- 塩化カリウム（1gあたりK^+: 13.4mEq）1日の標準投与量2～10g（26.8～134 mEq）数回に分割
- ケーサプライ® 600mg（K^+: 8mEq）（塩化カリウムの徐放剤，先発品のスローケー錠®は2020年3月に発売停止になった）1日の標準投与量4錠（32mEq）分2
- アスパラK錠® 300mg（K^+: 1.8mEq）（L-アスパラギン酸カリウム）1日の標準投与量3～9錠（5.4～16.2mEq）分3
- グルコン酸K® 5mEq錠 1錠1170mg（K^+: 5mEq）（グルコン酸カリウム）1日の標準投与量6～8錠（30～40mEq）分2～4

注射薬

- 塩化カリウム（メーカーにより様々な製剤がある）
- アスパラK注® 1A（K^+: 10mEq/10mL/A）（L-アスパラギン酸カリウム）
- リン酸2カリウム（メーカーにより様々な製剤がある）

2 低K血症の治療の基本

経口投与は経静脈投与よりも安全ですので，症状がなければ，低K血症の程度にかかわらず経口治療が推奨されます．

3 緊急時における高度低K血症の治療

緊急時における，注射薬によるカリウムの補充の際には，以下の点に注意します．

- 必ず，心電図モニターをつけること（危険な不整脈の察知や，K補正の効果判定に有効）
- できるだけ経中心静脈投与で行い，**濃度40mEq/L以下，速度40mEq/時以下**とします
- 末梢投与の場合は，**濃度20mEq/L以下，速度20mEq/時以下**とします
- KClを用いる（アスパラK®やリン酸2カリウムは細胞内へ取り込まれやすく，血清K補正には不適）
- ブドウ糖液ではなく，生理食塩水に溶解する（ブドウ糖液だと，インスリン分泌

により，低K血症を悪化させる）．

4-2 Bartter症候群/Gitelman症候群

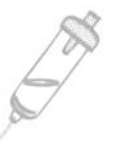

Bartter症候群（BS）とGitelman症候群（GS）は代謝性アルカローシス，低K血症を呈する遺伝性尿細管疾患です．前者は新生児〜小児期に発症し，比較的重症であるのに対し，後者は小児〜成人に発症し，比較的軽症です．Liftonらのポジショナルクローニングの結果，

- **小児にみられる重症型＝BS＝フロセミド投与時に似た病態**
  ＝NKCC2（Na-K-2Cl共輸送体）の異常
- **成人発症の軽症型＝GS＝サイアザイド投与時に似た病態**
  ＝NCCT（Na-Cl共輸送体）の異常

というクリアカットな分子病態が明らかになりました．しかし，その後，BSを起こす原因遺伝子として，Na-K-2Cl共輸送体以外に，ROMK，ClC-Kb，Barttinがみつかりました．BSは表の通り，原因遺伝子によって，I型〜V型に分類されています．

表5 Bartter症候群とGitelman症候群の病型

臨床病型	遺伝子異常に基づく病型	原因遺伝子	染色体の位置	コードされるタンパク質	障害される尿細管部位
新生児Bartter症候群	Bartter症候群I型	SLC12A1	15q	Na-K-2Cl共輸送体（NKCC2）	TAL
新生児Bartter症候群	Bartter症候群II型	KCNJ1	11q24	Kチャネル（ROMK）	TAL，CCD
古典的Bartter症候群	Bartter症候群III型	CLCNKB	1q36	Clチャネル（ClC-Kb）	TAL，DCT
感音性難聴を伴う新生児Bartter症候群	Bartter症候群IV型	BSND	1q31	Barttin	TAL，tAL，DCT，蝸牛血管条辺縁細胞
常染色体優性低Ca血症に伴うBartter症候群	Bartter症候群V型	CASR	3q	Ca感受性受容体（CaSR）(gain of function)	TAL
Gitelman症候群	Gitelman症候群	SLC12A3	16q13	Na-Cl共輸送体（NCCT）	DCT

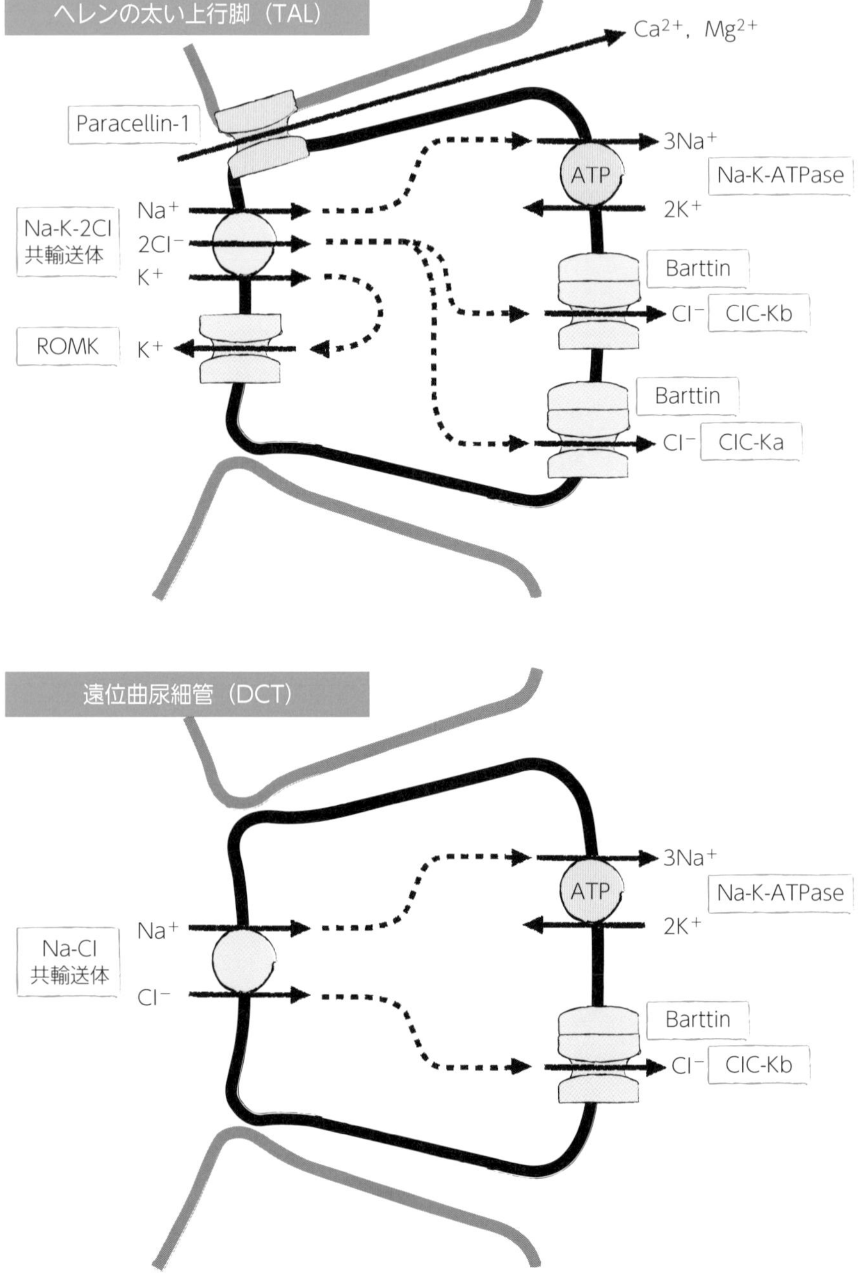

図 18 Bartter 症候群と Gitelman 症候群の分子病態

成人でみつかる，症例はほとんどが，GS です．その診断には，Bettinelli らが提唱した以下の診断基準が広く使われています[2]．BS では低 Mg 血症は必発ではありませんが，GS では血清 Mg 濃度は低値〔0.65mmol/L（1.56mg/dL）未満〕となります．また, BS では正常ないし高 Ca 尿症となるのに対し, GS では低 Ca 尿症〔尿中 Ca/Cr モル比＜0.10（尿中 Ca/Cr 濃度比＜0.035)〕となります．なお，低 Ca 尿症の診断を行う際には，24 時間蓄尿ではなく，早朝尿で行うことが望ましいとされています．

より正確な鑑別診断をする場合には，最大利尿時の利尿薬負荷検査が有用です．低張液の大量投与下では，ADH の分泌が抑制され，集合管での自由水の再吸収がゼロとみなせます．このような状態においては，Fractional Free Water Clearance (FFWC，$C_{H2O}/C_{H2O}+C_{Cl}$）はヘンレの太い上行脚以遠での NaCl 再吸収率を意味します．健常人の最大水利尿時の FFWC は 80-90％です．つまり，ヘンレの太い上行脚以遠で Na の 80-90％が再吸収されるという意味です．BS では FFWC が 20-65％といちじるしく低下し，Na 再吸収が強く障害されているのに対し，GS では 69.7 ± 4.1％と軽度低下にとどまります．さらに，ループ利尿薬またはサイアザイド利尿薬を投与することにより障害の部位を特定することができます．GS ではフロセミドに対する反応はありますが，サイアザイドに対する反応が欠如ないし低下します．つまり，GS ではすでにサイアザイドの標的チャネルが障害されている訳です．一方，BS ではサイアザイドに対する反応はありますが，フロセミドに対する反応が欠如ないし低下します．つまり，BS ではフロセミドの標的チャネルが障害されている訳です．

現時点では，BS と GS の鑑別は，Bettinelli の診断基準でも完全にはできませんし，遺伝子検査も十分な感度をもっていません．そもそも，BS と GS を病態として分けること自体が難しいと指摘されており，今後，Bartter 症候群/Gitelman 症候群という呼称は使われずに，一群の症候群として「遺伝性塩類喪失性尿細管機能異常症 (salt-losing tubulopathy)」という統一疾患名が使われていくことになると考えられます．

2) Bettinelli A, Bianchetti MG, Borella P, et al. Genetic heterogeneity in tubular hypomagnesemia-hypokalemia with hypocalcuria (Gitelman's syndrome). Kidney Int. 1995; 47(2): 547-51.

表 6 Gitelman 症候群の診断

ルーチン検査	・病歴の聴取 ・低Mg血症〔0.65mmol/L（1.56mg/dL）未満〕 ・低Ca尿症〔早朝尿の尿中Ca/Crモル比<0.10（尿中Ca/Cr濃度比<0.035)〕
最大利尿時の利尿薬負荷検査	・FFWCの軽度低下 ・フロセミドへの反応性は正常 ・サイアザイドへの反応性の低下または欠如
遺伝子検査	・SLC12A3の変異 ・場合によってはCLCNKBも検査する必要がある

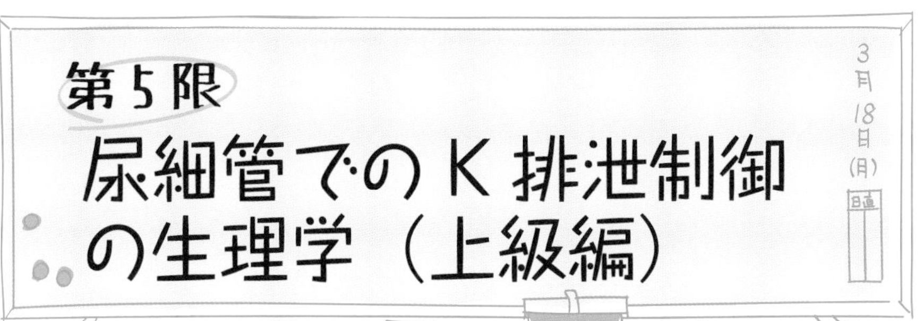

5-1 尿細管でのK排泄制御

集合管主細胞での K 分泌は，管腔の陰性荷電の大きさに依存しています．

集合管主細胞での ENaC を介した Na 再吸収は陰イオンを伴わないので「起電性の Na 再吸収」であり，ENaC を介した Na の再吸収が増加すると，尿細管腔の陰性荷電が増加し，ROMK を介した K 分泌が増えます．

遠位曲尿細管の NCCT による Na 再吸収は Cl^-の再吸収を伴うので「電気的中性な Na 再吸収」であり，電気的中性な Na 再吸収が増えると，相対的に起電性の Na 再吸収が減少し, K 分泌は減少します．たとえば, 家族性高血圧症性高 K 血症（Gordon 症候群，偽性低アルドステロン症 II 型：PHA-II）は，NCCT の活性を制御する WNK1 や WNK4 の遺伝子異常により，NCCT が活性化する先天性疾患ですが，NCCT の活性化により，相対的に起電性の Na 再吸収が減少し，K 分泌が低下し，高 K 血症になります．

皮質集合管での電気的中性に Na を再吸収するメカニズムはよくわかっていませんでしたが，近年の研究で明らかになってきました．Cl^-/HCO_3^-陰イオン交換体 (pendrin) と Na^+依存性 Cl^-/HCO_3^-陰イオン交換体 (NDCBE) の共役輸送によって，皮質集合管で電気的中性な Na の再吸収が行われます（図 19)．電気的中性な Na の再吸収が増加すると，相対的に起電性の Na 再吸収が減少するため，K 分泌が減少します．たとえば，管腔内の HCO_3^-増加は，pendrin を抑制するため，電気的中性な Na 再吸収が減り，起電性の Na 再吸収が増えるため，K 分泌が増え，低 K 血症となります．

このように集合管での K 分泌は，起電性の Na 再吸収と，電気的中性の Na 再吸収のバランスで決まっているといえます（図 20)．

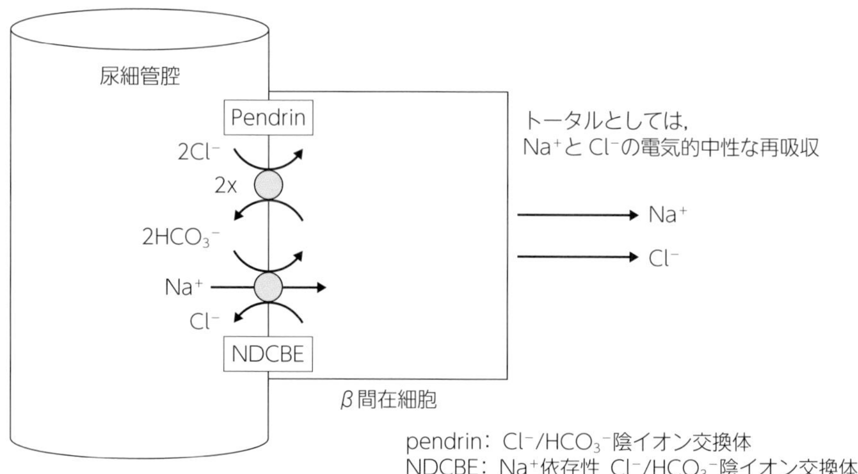

図19 集合管での電気的中性な Na 再吸収

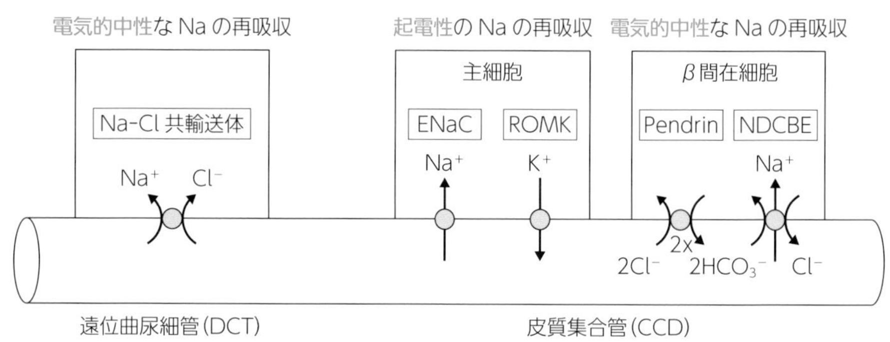

図20 起電性の Na 再吸収と電気的中性な Na 再吸収

5-2 尿細管でのK排泄制御から低K血症と高K血症の病態を考える

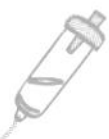

上記のような尿細管でのKハンドリングが理解できると，尿へのK分泌の変化で高K血症や低K血症を起こす病態が理解できます．

1 尿へのK分泌低下で高K血症を起こす病態

(a) ENaC活性の減少

ENaCによるNa再吸収が減少すると，管腔内の陰性荷電が減少しないので，K分泌が抑制されます．そのような病態を呈する疾患は，以下の通りです．

- Addison病：アルドステロンレベルの低下
- レニン-アンギオテンシン系阻害薬服用
- アルドステロン受容体拮抗薬服用
- ENaCを阻害する薬剤（アミロライド，トリアムテレン，トリメトプリム，ペンタミジン）の服用
- アルドステロン受容体またはENaCの遺伝子異常（偽性低アルドステロン症I型：PHA-I）

(b) 遠位曲尿細管のNCCTの増加

NCCTの電気的中性なNaの再吸収が増加すると，有効循環血漿量が増加し，アルドステロンが抑制され，K分泌が抑制されます．そのような病態を呈する疾患は，以下の通りです．

- 家族性高血圧症性高K血症（Gordon症候群，偽性低アルドステロン症II型：PHA-II)：NCCTの活性を制御するWNK1やWNK4の遺伝子異常により，NCCTが活性化する先天性疾患
- カルシニューリン阻害薬服用：遠位曲尿細管での電気的中性なNa再吸収を増加させる
- 糖尿病性腎症にみられる低レニン低アルドステロン血症の一部

(c) 集合管での電気的中性なNa再吸収の増加

Pendrin/NDCBEの活性亢進により電気的中性なNa再吸収が増加すると，相対的に，起電性のNa再吸収が減少し，K分泌が減少し，高K血症となります．

- 糖尿病性腎症にみられる低レニン低アルドステロン血症の一部

2 尿へのK分泌増加で低K血症を起こす病態

(a) ENaC活性の増加

(1) 有効循環血漿量の減少によりアルドステロン分泌が増加することにより，ENaC活性が二次的に増加する．

- 嘔吐の持続
- 利尿薬の服用
- Bartter / Gitelman症候群
- ヘンレの太い上行脚髄質部にCa感受性受容体に結合するリガンドが存在する（高Ca血症のCa，ゲンタマイシン，シスプラチン，陽イオン性蛋白質（骨髄腫患者））

(2) ENaC活性が原発性に増加する．

- 原発性高レニン高アルドステロン血症（腎動脈狭窄，悪性高血圧，レニン分泌腫瘍）
- 原発性アルドステロン症〔副腎腫瘍，両側性副腎過形成，グルココルチコイド奏功性アルドステロン症（GRA）〕
- 集合管でコルチゾールがミネラルコルチコイド作用をもつ疾患〔偽性ミネラルコルチコイド過剰症候群（AME），グリチルリチン酸による11β-HSDの抑制，ACTH産生腫瘍〕
- 主細胞管腔側膜のENaCが持続的に活性化する疾患（Liddle症候群）

(b) 集合管での電気的中性なNa再吸収の低下

皮質集合管にNaが到達したときにClの到達が少ない（最近嘔吐した患者のHCO_3^-やペニシリンのような陰イオン薬物とともに，Naが到達するときなど）．

ミニレクチャー コルチゾールがミネラルコルチコイド作用を発揮する病態

血漿中のコルチゾール濃度はアルドステロン濃度の数百倍であり，コルチゾールとアルドステロンのアルドステロン受容体への親和性は同程度ですが，コルチゾールはミネラルコルチコイド作用を発揮しません．これは，コルチゾールが11β-hydroxysteroid dehydrogenase（11β-HSD）1と2によって不活性体のコルチゾンに変換され，コルチゾンはアルドステロン受容体には結合しないからです．

しかし，コルチゾールがミネラルコルチコイド作用を発揮する病態が3つあります．

1. 11β-HSDが遺伝的に欠損している病態（偽性ミネラルコルチコイド過剰

症候群)
2. 11β-HSD が抑制されている状態（甘草に含まれているグリチルリチン酸による）
3. 11β-HSD 活性を上回る過剰なコルチゾールが存在する状態（ACTH 産生腫瘍など）

ミニレクチャー WNK による調整

WNK キナーゼは with no lysine kinase で，K はリジンの一文字表示であり，多くのキナーゼの触媒部位にはリジンがありますが，WNK キナーゼは触媒部位にリジンがありません．WNK キナーゼ，WNK1 と WNK4 の複雑なネットワークは，遠位局尿細管の NCCT と皮質集合管の ROMK を介して，腎臓のアルドステロンに対する反応を Na 保持か，K 排泄かに切り替えるスイッチとして働いています．

テーマ03

Ca・P・Mgの異常

Theme03:

Disorders of Calcium, Phostate, and Magnesium

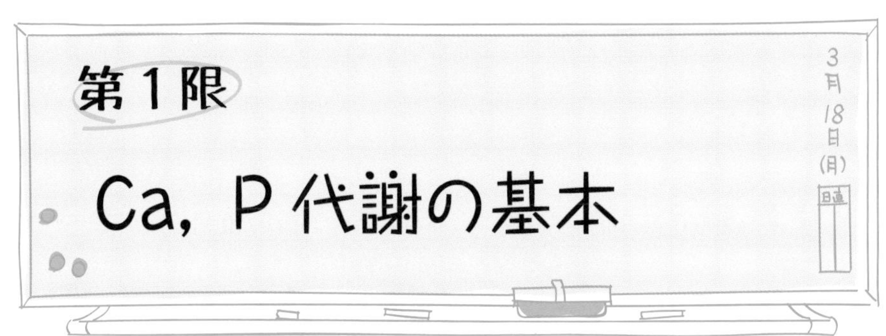

第1限 Ca, P代謝の基本

68歳女性．5年前から腰痛があり，骨粗鬆症と診断されて活性型ビタミンD製剤の投与を受けている．最近，脱力感が強くなり，尿量の増加と便秘の傾向が強くなったため来院した．

血液検査：Na 141mEq/L，K 4.2mEq/L，Cl 98mEq/L，Ca 12.8mg/dL，P 5.8mg/dL

高Ca血症12.8mg/dLを認めます．病歴から，活性型ビタミンD製剤の投与による，高Ca血症と考えられます．

1-1 Ca代謝

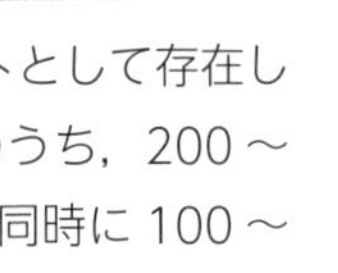

体内の総Ca量は約1kgで，その99%は骨にヒドロキシアパタイトとして存在しています．1日の通常のCa摂取量は500～1000mgであり，そのうち，200～300mgが腸管から，ビタミンD依存性および非依存性に吸収され，同時に100～200mgが腸管へ分泌されるため，正味での腸管でのCaの取り込みは1日100～200mgです．腎臓から同量（100～200mg）が排泄されます．

血清Ca濃度は8.5-10.0mg/dLの範囲に保たれています．Caの40%はアルブミンと，10%は陰イオン（リン酸，クエン酸など）と結合しており，50%がイオンとして存在しています．生理的な活性があるのは，イオン化Caであり，血清総Ca濃度ではなく，Caイオン濃度を一定に維持するようにメカニズムが作動しています．

検査で報告されるのは，通常，総Ca濃度です．しかし，総Ca濃度はアルブミン濃度に影響を受けますので，血清Ca濃度が6.5mg/dLと低くても，アルブミン濃度が1.8g/dLであれば，実は，低Ca血症ではありません（ただの低アルブミン血症です）．したがって，低アルブミン血症の時はアルブミンを 4g/dL と仮定したときの総 Ca 濃度を計算した「補正 Ca 濃度」によって，治療が必要な低 Ca 血症かどうかを判定します．

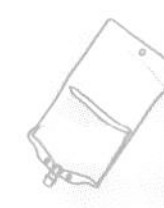

補正 Ca 濃度

補正Ca濃度(mg/dL)＝Ca濃度(mg/dL)＋[4-Alb(g/dL)]

Ca 10mg/dL のとき，フリーの Ca イオン濃度はいくらか，考えてみましょう．

Ca の分子量が 40 なので，

Ca 10mg/dL = 10/40 = 0.25mmol/dL = 2.5mmol/L

血中では，半分の Ca は蛋白に結合，残りがフリーになっているので，フリーの Ca^{2+} は 1.25mmol/L.

Ca は 2 価のイオンなので，1.25mmol/L = 2.5mEq/L

つまり，Ca 10mg/dL のとき，フリー Ca^{2+} は 2.5mEq/L となります．簡単に理解するためには，「4 で割る」と覚えます．

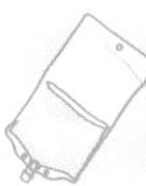

Ca濃度(mg/dL)を4で割るとフリーCaイオン濃度(mEq/L)

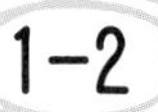

1-2 P 代謝

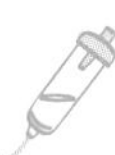

血清 P 濃度は 3.0–4.5mg/dL に保たれています．体内での P は細胞内に蓄積されているほかに，Ca とともにヒドロキシアパタイトとして骨に大量（85%）に蓄積されています．細胞外液に存在しているのはわずか 1%であるため，血清 P 値は体内総 P 量を反映しないことが多いです．血中では，P は有機リンと無機リンという 2 つの形で存在していて，通常測定されている血清 P 濃度は無機リンの濃度です．血中にある無機リンは HPO_4^{2-} と $H_2PO_4^-$ の2 通りの状態で存在しています．pH = 7.4 では，HPO_4^{2-} と $H_2PO_4^-$ の比は 4 : 1 です．

P は，ATP の産生に関わりエネルギー代謝を改善する働きと，赤血球の 2,3-DPG 産生を促進し赤血球の酸素運搬能を改善するという重要な働きを担っています．

1 日に食事から摂取される P の供給量は，600 ～ 1500mg 程度で 60 ～ 70%が主に小腸から吸収されます．吸収されたものと同等の量が尿から排泄されます．腎臓では糸球体で濾過された P の 70 ～ 90%が近位尿細管で再吸収され，残りが尿中に排泄されます．近位尿細管による P の再吸収域値を調節している主なプレイヤーが

PTH と食事中の P 摂取量です.

1-3 Ca・P を調節する因子

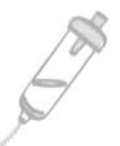

Ca と P のホメオスターシスに関与している調整因子の主要なものは，副甲状腺ホルモン（PTH）と活性型ビタミン D（1,25-hydroxy Vitamin D_3）です．これらの因子の標的臓器は，骨，腎尿細管，腸管であり，お互いに複雑なネットワークを形成しながら，Ca と P の代謝に関係し合っています.

PTH は骨の骨芽細胞を介して，破骨細胞による骨吸収を促進し，骨からの Ca と P の血中への放出を促します．また，腎での Ca の再吸収を高め，P の再吸収を抑制します．また，同時に腸管からの Ca，P の吸収を高めるので，これらの総合として，血清 Ca 濃度は上昇し，血清 P 濃度は低下傾向を示します.

ビタミン D は，骨，腎，腸管に働いて，血清 Ca，P の上昇をきたします.

表 7 PTH とビタミン D の作用

	骨		腎		腸管		総合	
PTH	Ca放出 ↑	P放出 ↑	Ca再吸収 ↑	P再吸収 ↓	Ca吸収 ↑	P吸収 ↑	血清Ca ↑	血清P ↓
ビタミンD	Ca放出 ↑	P放出 ↑	Ca再吸収 ↑	P再吸収 ↑	Ca吸収 ↑	P吸収 ↑	血清Ca ↑	血清P ↑

ミニレクチャー FGF-23

生体には血中 P 濃度を一定に維持する機構が備わっていると考えられています．従来より，PTH やビタミン D が血中リン濃度を変化させることが知られていましたが，Ca に比べて，P には厳密な調整機構はないものと考えられてきました．一部のくる病．骨軟化症の発症に重要な役割をはたす因子として同定された線維芽細胞増殖因子 23（FGF-23）が，実は，生理的にも血中 P 濃度を調整する液性因子であることが明らかになりました．

FGF-23 は主に，骨細胞で産生されます．慢性的な血中 P 濃度を規定する最も重要な因子は，腎尿細管での P 再吸収と考えられています．P の再吸収はほとんど近位尿細管で起こり，それを担っているのは，NaPi-IIa および NaPi-IIc ですが，FGF-23 はこれらの輸送体の発現を低下させることにより，P 再吸収を抑制します．FGF-23 の作用には，Klotho が FGF-23 受容体と協働する必要があります．Klotho は遠位尿細管にしか発現してませんので，遠位尿細管から近位尿細管への何らかの情報伝達が起こる必要がありますが，その仕組みは現在のところ不明です．

FGF-23 は腎臓におけるビタミン D 代謝の制御という重要な作用ももっており，FGF-23 は腎のビタミン D1α-水酸化酵素の発現抑制，24-水酸化酵素の活性を亢進することにより，ビタミン D 濃度を低下させます．ビタミン D 濃度の低下により，腸管からのリン吸収も低下します．

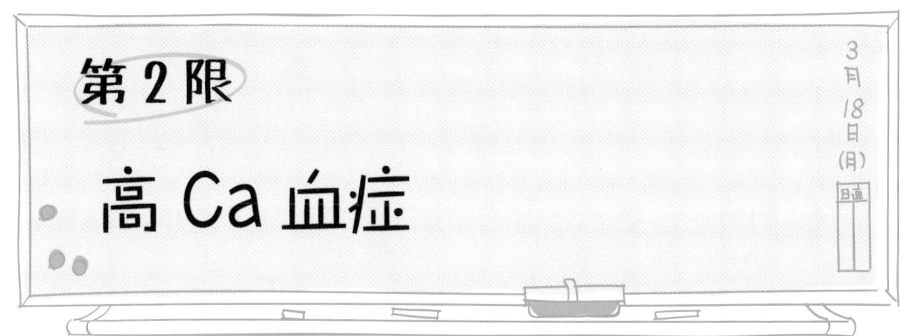

第2限 高Ca血症

59歳女性．傾眠と背部痛とを主訴に来院した．5年前に左乳癌の摘出術を受けた．

血液検査：アルブミン4.0g/dL，尿素窒素79.5mg/dL，Cr 3.74 mg/dL，Na 131mEq/L，K 4.9mEq/L，Cl 89mEq/L，Ca 15.5 mg/dL，P 7.3mg/dL，ALP 508U/L，PTHrP 10.3pmol/L

腎機能低下，高Ca血症，高リン血症，PTHrP（PTH関連ペプチド）高値を認めます．傾眠と背部痛は，乳癌の脊椎転移による高Ca血症が原因と考えられます．

2-1 高Ca血症とは

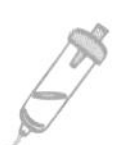

血清Ca 10.5mg/dL以上を高Ca血症といいます．

高Ca血症の症状としては，脱力感，抑うつ状態，多尿，脱水，腎結石，食欲不振，悪心，便秘などに加えて，軟部組織への石灰沈着が生じます．特に，血清Ca濃度が12mg/dLを超え高度となると，意識障害が現われます．

2-2 高Ca血症の診断

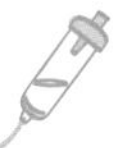

高Ca血症に出会った場合，第一に考えるべきものは，ビタミンD製剤，Ca製剤，サイアザイド系利尿薬の内服の可能性です．次に，頻度の多い，悪性腫瘍と原発性副甲状腺機能亢進症を考えます．この2つの疾患で，高Ca血症の90%を占めるといわれています．この2つの疾患を鑑別することが重要ですが，悪性腫瘍によるものは，より高度な高Ca血症で，症候性であることが多いです（原発性副甲状腺機能亢進症

では，通常，血清Ca濃度は11mg/dL以下．13mg/dLを超える場合は，悪性腫瘍を考えます）．

高Ca血症をきたす疾患は以下の通りです．

①腸管からのCa吸収亢進
- サルコイドーシス，結核などの肉芽腫性疾患（マクロファージ内での1α水酸化酵素の活性化が亢進し活性型ビタミンDが増加する）
- ミルク・アルカリ症候群（制酸薬の炭酸カルシウムの過剰摂取により生じる．腎機能障害も合併してCaの排泄障害も伴っている）
- ビタミンD製剤の内服
- Ca製剤の内服

②骨からのCa放出亢進
- 原発性副甲状腺機能亢進症（PTHの産生が一次的に亢進し，PTHは骨に作用してCaの放出を促す）
- 悪性腫瘍（悪性腫瘍による骨からのCa放出亢進には，悪性腫瘍の骨への直接浸潤によるものと，PTH関連ペプチド（PTHrP）が腫瘍により産生されるものがある）
- 甲状線機能亢進症
- ビタミンA中毒
- 長期臥床（骨からCaが放出され，高Ca血症となる）

③腎からのCa排泄低下
- サイアザイド系利尿薬の長期投与
- 家族性低Ca尿性高Ca血症

診断のアプローチにおいては，まず，高Ca血症がPTHによるものなのか，そうでないのかを，PTHを測定することで判断します．

PTHが高値ないし正常高値であれば，原発性副甲状腺機能亢進症や家族性低Ca尿性高Ca血症を考えます．PTHが抑制されていれば，悪性腫瘍，肉芽腫性疾患，ビタミンD中毒を考えます．さらに，PTHrPと1,25-VitD_3と25-VitD_3を測定し，原因疾患を考えます．

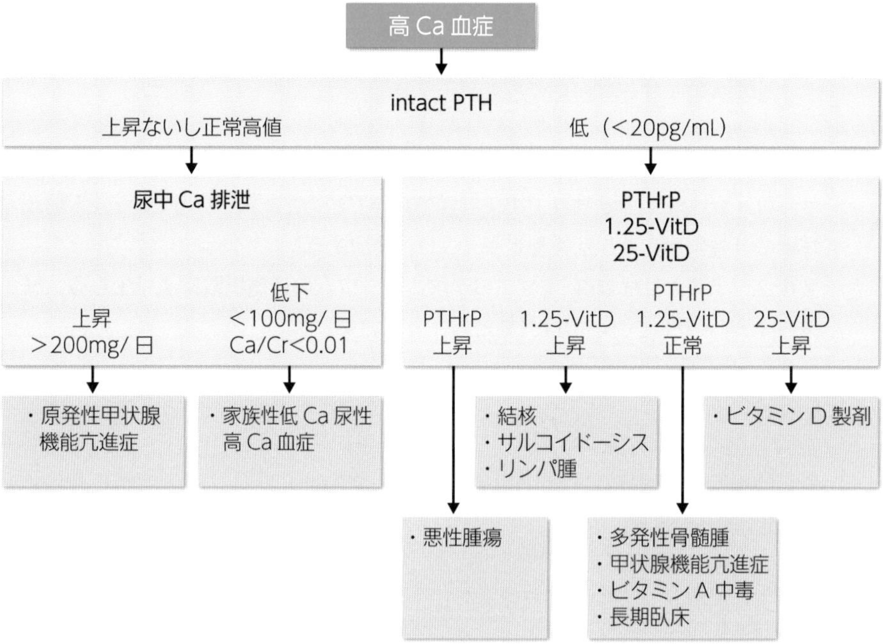

高 Ca 血症
↓
intact PTH
- 上昇ないし正常高値 → 尿中 Ca 排泄
  - 上昇 >200mg/日 → ・原発性甲状腺機能亢進症
  - 低下 <100mg/日 Ca/Cr<0.01 → ・家族性低 Ca 尿性高 Ca 血症
- 低（<20pg/mL） → PTHrP 1.25-VitD 25-VitD
  - PTHrP 上昇 → ・悪性腫瘍
  - 1.25-VitD 上昇 → ・結核 ・サルコイドーシス ・リンパ腫
  - PTHrP 1.25-VitD 正常 → ・多発性骨髄腫 ・甲状腺機能亢進症 ・ビタミン A 中毒 ・長期臥床
  - 25-VitD 上昇 → ・ビタミン D 製剤

図 21 高 Ca 血症の診断

2-3 高 Ca 血症の治療

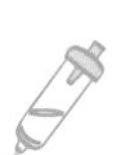

高 Ca 血症に対し緊急の治療を行うかどうかは，原因疾患と症状の有無，高 Ca 血症の程度によって判断をします．症状がないか，ごく軽度の症状であり，血清 Ca 濃度が 12mg/dL 以下であれば，緊急の治療は必要ありません．12-14mg/dL でも，慢性の高 Ca 血症であれば，緊急治療は必要ありません．しかし，急激な血清 Ca 濃度の上昇に，意識障害が伴えば，緊急治療は必要ですし，14mg/dL を超える場合は，症状がなくても，治療が必要と考えられます．

重症の高 Ca 血症の緊急治療では，生理食塩水，カルシトニン，ビスホスホネートの投与を行います．

1 生理食塩水の投与

・生理食塩水（浮腫がなければ，200～300mL/時で投与を開始し，尿量が 100～150mL/時を維持するようにする）

高 Ca 血症は尿の濃縮障害を引き起こしますので，尿中への水分喪失も合併している可能性が高いです．このような状態では腎での Ca 再吸収も亢進して，ますます高 Ca の方向に傾きます．生理食塩水の投与は，脱水を改善するとともに，Ca の尿中への排泄を促進します．

2 フロセミド

・**フロセミド（ラシックス®）**

ループ利尿薬は Henle の太い上行脚の Ca 再吸収を抑制し，高 Ca を改善します．生理食塩水の大量投与とフロセミドによる利尿は，時に，電解質異常を誘発し，厳格なモニターが必要なので，ビスホスホネートが使用可能になった現在は，その意義は少なくなっています．

3 カルシトニン

・**エルカトニン（エルシトニン®）40 単位筋注，1 日 2 回**

カルシトニンは生理的に破骨細胞の作用を抑制する作用をもちます．その効果は強力で迅速で，数時間で Ca 濃度の低下が認められますが，初期には有効でも，連日投与するうちに数日で無効になります（エスケープ現象）．ヒトのカルシトニンよりも，ウナギやサケなどの魚類のカルシトニンの方が効果が強く，エルカトニンはウナギのカルシトニンの合成誘導体です．

4 ビスホスホネート

・**パミドロ酸（アレディア注®）1 回 30 ～ 45mg　生理食塩液　500mL に溶解し 4 時間かけて点滴静注**（保険適用：悪性腫瘍による高 Ca 血症，乳癌の溶骨性骨転移）

または

・**ゾレトロン酸（ゾメタ注®）1 回 4mg　生理食塩液　100mL に溶解し 15 分以上かけて点滴静注**（保険適用：悪性腫瘍による高 Ca 血症，多発性骨髄腫による骨病変および固形癌骨転移による骨病変）

ビスホスホネート製剤は持続的で強力な Ca 低下作用をもちますが，最大効果の発現には約 2 ～ 4 日を要します．悪性腫瘍に伴う高 Ca 血症にも単回投与で有効です．再投与には，1 週間以上の間隔をあけます．保険適用が限られていますので，気をつけて下さい．ビスホスホネート製剤に不応の場合には，デノスマブ（抗 RANKL 抗体製剤）も一つのオプションです．

5 血液透析

高度の高 Ca 血症に対しては，血液透析は素早く確実に血清 Ca 濃度を下げます．透析液の Ca 濃度を下げることにより，Ca 除去効率を上げることができます．

症例を解く

乳癌の脊椎転移による高 Ca 血症が疑われます．脱水の補正，カルシトニン製剤，および，ビスホスホネートの投与を行いました．3 日後には，Ca 10.2 mg/dL まで低下．乳癌に対する治療を開始しました．

ミニレクチャー 家族性低 Ca 尿性高 Ca 血症

家族性低 Ca 尿性高 Ca 血症（FHH）は，優性遺伝の先天性疾患で，多くの場合，小児期に見つかりますが，成人になって見つかることもあります．Ca 感受性受容体（calcium-sensing receptor: CaSR）を不活化するヘテロ変異が原因です．検査所見では，高 Ca 血症，低 Ca 尿症，PTH 正常（20％で軽度高値）となります．副甲状腺主細胞膜上の正常な CaSR が減少し，Ca^{2+} への反応性が悪くなり，副甲状腺の分泌を抑制する血清 Ca 濃度が上昇するため，高 Ca 血症となります．

腎臓では，正常な CaSR が減少し，低 Ca 尿症となりますが，そのメカニズムは次のように考えられます．高 Ca 血症のために髄質間質の Ca^{2+} が上昇すると，ヘンレの太い上行脚の基底側膜の CaSR への Ca^{2+} 結合が増加します．これにより ROMK の阻害が起こり，管腔正の電位が減少します．管腔正の電位は傍細胞経路での Ca の再吸収を駆動しているので，最終的に，Ca^{2+} の再吸収が減少し，Ca 排泄が増加します．したがって，CaSR が減少すると，高 Ca 血症にもかかわらず，Ca の排泄が増加しません．

FHH は血清 Ca 値の上昇が軽度で，PTH は正常，原発性副甲状腺機能亢進症は PTH が上昇しているので，鑑別は比較的容易ですが，時に，FHH で PTH が上昇して，鑑別しにくいことがあります．しかし，FHH は，家族歴があり，尿 Ca 排泄の低下があり，血清 Mg はしばしば上昇することに注意すれば，鑑別できます．

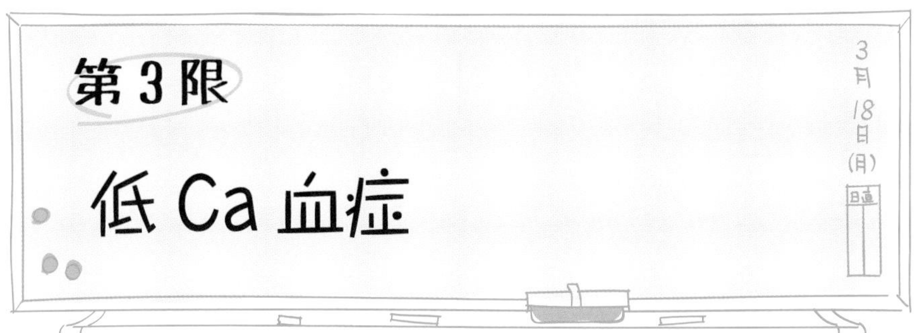

10 歳の男児．けいれんのため来院した．乳幼児期に発熱時けいれんが 10 回以上あった．最近しばしば上下肢のれん縮がみられる．朝方，数分間に及び全身けいれんをきたした．う歯が多数見られる．

血液検査：Cr 0.8mg/dL，Na 146mEq/L，K 3.6mEq/L，Cl 102mEq/L，Ca 6.0mg/dL，P 8.1mg/dL，intact PTH 6.0pg/mL（正常 10～60）.

頭部 CT にて大脳基底核に両側対称性の石灰化を認める．

低 Ca 血症，高 P 血症を認めます．頻回のけいれんや大脳基底核の石灰化は，低 Ca 血症の症状と考えられます．

3-1 低 Ca 血症とは

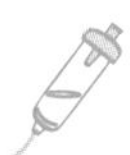

血清 Ca 8.5mg/dL 以下を低 Ca 血症といいます．

神経や筋の興奮性亢進により，手足れん縮やテタニーなどが出現します．著しい低 Ca 血症では，昏睡，喉頭痙縮，心収縮力低下などの重篤な症状が出現することがあります．

慢性低 Ca 血症は，無症候性のことが多いですが，白内障，異所性石灰化（特に，大脳基底核），時に，パーキンソニズム，うつ病を合併することがあります．

3-2 低 Ca 血症の原因疾患

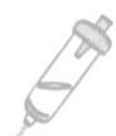

血清 Ca 濃度は PTH とビタミン D の腎と骨への作用によって，正常値に維持されているので，低 Ca 血症は PTH とビタミン D のどちらかの欠乏あるいは作用不全によると考えられます．低 Ca 血症の原因疾患には，以下のようなものがあります．

1 慢性腎不全

GFR が 60mL/min を切ると，腎での活性型ビタミン D の産生は低下し，腸管での Ca 吸収は低下します．また，P 排泄も低下し，低 Ca 血症および P 過剰状態を伴う二次性副甲状腺機能亢進症に至ります．PTH 分泌亢進により，低 Ca 血症はある程度，代償されます．

2 副甲状腺機能低下症

PTH は，骨吸収，腎尿細管での Ca 再吸収，活性型ビタミン D 産生に関わっているため，これが低下すると血清 Ca 濃度は低下します．副甲状腺機能低下症には，遺伝子異常，自己免疫機序などによる特発性の他に，頸部の術後，放射線治療後による続発性があります．

3 偽性副甲状腺機能低下症

PTH の分泌が低下していなくても，PTH に対する反応性が低下していれば，作用不全により低 Ca 血症を生じます．外因性の PTH 負荷に対し尿中 cyclic AMP およびリン酸排泄促進反応両者に障害が認められる I 型と，cAMP 排泄増加反応は保たれているものの尿中リン酸排泄促進反応が障害されている II 型の 2 つの型に大別されます．

4 常染色体優性低 Ca 血症

Ca 感受性受容体の活性型変異（gain of function）により，副甲状腺が通常より低い細胞外 Ca 濃度で PTH 分泌を抑制するため，低 Ca 血症をきたす疾患です．

5 ビタミンD作用低下

低栄養，日光暴露不足によるビタミンD欠乏症の他，ビタミンD-1α水酸化酵素活性に異常のあるビタミンD依存性くる病I型と，ビタミンD受容体に異常のあるビタミンD依存性くる病II型があります．

6 骨へのCa蓄積亢進（hungry bone症候群）

骨は骨形成と骨吸収との繰り返しによるremodelingを常に受けています．副甲状腺機能亢進症に対する副甲状腺全摘術や甲状線機能亢進症に対する治療により，急速に骨形成が優位になると，骨のCa需要の亢進により，低Ca血症をきたします．

7 低Mg血症

低栄養，吸収不良，慢性アルコール中毒などによる慢性的なMg欠乏状態では，PTH分泌低下，作用不全により，治療抵抗性の低Ca血症を起こします．低Ca血症で，原因が明らかでないときには，必ず，血清Mg濃度を測定すべきです．

3-3 低 Ca 血症の診断アプローチ

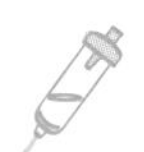

低 Ca 血症の診断では，まず，アルブミン補正を行います．補正 Ca が低値であった場合は，一番頻度の多い慢性腎不全を除外し，次いで，低 P 血症の有無を調べます．血清 P 濃度が低い場合は，ビタミン D 作用の低下が考えられます．低 P 血症がない場合は，血清 Mg 濃度を測定します．血清 Mg 濃度が低い場合は，Mg 補充を行い，血清 Ca 濃度の変化を観察します．低 Mg 血症がなければ，intact PTH を測定し，低値なら副甲状腺機能低下症または常染色体優性低 Ca 血症，高値なら偽性副甲状腺機能低下症と診断されます．

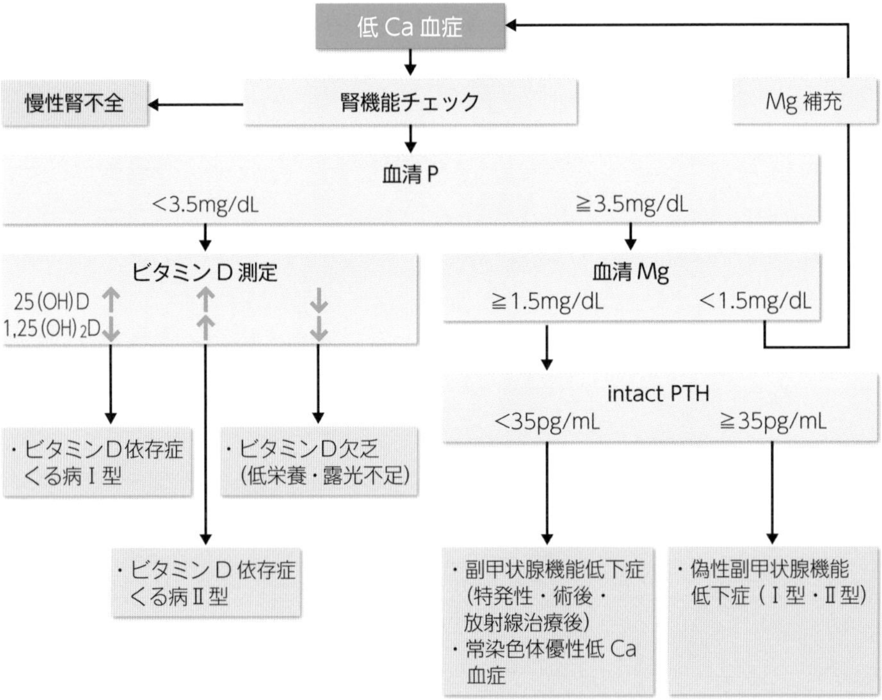

- 低 Ca 血症
  - 腎機能チェック → 慢性腎不全
  - 血清 P
    - <3.5mg/dL → ビタミン D 測定
      - 25(OH)D ↑，1,25(OH)$_2$D ↓ → ・ビタミンD依存症くる病 I 型
      - 25(OH)D ↑，1,25(OH)$_2$D ↑ → ・ビタミン D 依存症くる病 II 型
      - 25(OH)D ↓，1,25(OH)$_2$D ↓ → ・ビタミンD欠乏（低栄養・露光不足）
    - ≧3.5mg/dL → 血清 Mg
      - <1.5mg/dL → Mg 補充 → 低 Ca 血症
      - ≧1.5mg/dL → intact PTH
        - <35pg/mL → ・副甲状腺機能低下症（特発性・術後・放射線治療後）・常染色体優性低 Ca 血症
        - ≧35pg/mL → ・偽性副甲状腺機能低下症（I 型・II 型）

図 22 低 Ca 血症の診断

3-4 低Ca血症の治療

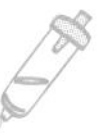

経静脈的にCaを投与する場合は，グルコン酸カルシウム（カルチコール®）または塩化カルシウム製剤を用います.

慢性治療としては

- 経口カルシウム剤（炭酸カルシウム，乳酸カルシウム，塩化カルシウム，グルコン酸カルシウム）
- ビタミンD製剤

を用います.

低Mg血症を合併する低Ca血症では，低マグネシウムによって，PTHの分泌，作用障害が生じているので，Mg補充が必要です.

症例を解く

低Ca，高P血症から特発性または偽性副甲状腺機能低下症を疑います．低PTH血症から特発性副甲状腺機能低下症を考えます.

第三限 低Ca血症

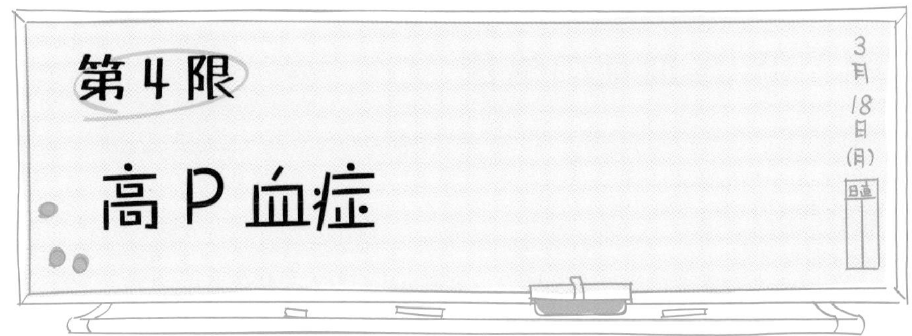

高P血症

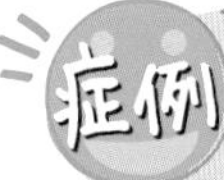

28 歳の男性．炎天下の中，道路工事作業を続けていた．午後 3 時頃になって，全身倦怠感を訴え，来院した．

血液検査：BUN 45mg/dL，Cr 1.8mg/dL，Ca 7.8mg/dL，P 11.4mg/dL.

褐色尿が少量認められた.

低 Ca 血症，著明な高 P 血症を認めます．病歴をみると，横紋筋融解症による高 P 血症が考えられます.

4-1 高P血症とは

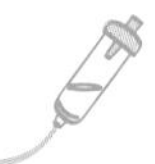

血清 P 濃度が 5mg/dL 以上を高 P 血症といいます.

高 P 血症には特異的な症状はありませんが，慢性の高リン血症では，異所性石灰化が問題となります.

4-2 高P血症の診断

P のバランスを考えると，高 P 血症が起きるのはきわめて限られた病態になります．高 P 血症で最も多いのが，腎不全です．腎機能が正常である限り，よほど急速なリンの大量負荷がなければ，高 P 血症が持続することは考えにくいです．腎機能が正常であって，高 P 血症を生じうる疾患は，副甲状腺機能低下症があげられます.

高 P 血症を起こす病態は，(1) P の排泄低下，(2) P の過剰摂取，(3) P の細胞内外での分布変化の 3 つが考えられます.

1 腎臓からの P の排泄低下

腎不全によってもたらされる高 P 血症が最も多い原因です．実際に，腎不全において，高 P 血症がみられるようになるのは，GFR が 20-25mL/min 以下になってからです．PTH の欠乏である副甲状腺機能低下症，作用不全である偽性副甲状腺機能低下症では，高 P 血症が起こります．また，成長ホルモンおよび甲状腺ホルモンは P の再吸収能を増加させることにより，高 P 血症を起こします．

2 P の過剰摂取

P を含有する便秘薬の服用，P の静脈内投与，ビタミン D 製剤による腸管からの P の過剰吸収などの薬剤性のものが考えられます．

3 P の細胞内外での分布変化

アシドーシス，特にケトアシドーシスや乳酸アシドーシスでは，P の細胞内から外へのシフトが起こることにより高 P 血症が生じます．P は細胞内に多く含まれるので，細胞の破壊が起こる腫瘍崩壊や横紋筋融解でも高 P 血症が生じます．横紋筋融解症では，融解した横紋筋に Ca が沈着するので，低 Ca 血症を伴うのが，特徴です．

表 8 高リン血症の原因疾患

(1) 腎臓からのPの排泄低下
- 腎不全
- 副甲状腺機能低下症
- 偽性副甲状線機能低下症
- 末端肥大症
- 甲状線機能亢進症
- 腫瘍による石灰化

(2) Pの過剰摂取
- Pを含有する便秘薬の服用
- Pの静脈内投与
- ビタミンD製剤による腸管からのPの過剰吸収

(3) Pの細胞内外での分布変化
- 細胞破壊
- 腫瘍崩壊症候群
- 悪性症候群
- 横紋筋融解症
- 呼吸性アシドーシス
- 糖尿病性ケトアシドーシス

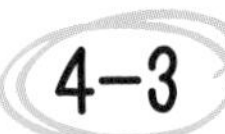

4-3 高P血症の治療

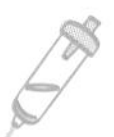

高P血症の治療は，予防であり，Pを血液中から取り除くことです．Pの体内への流入を防ぐためには，Pの含まれた食物を摂らない，Pの含まれている薬剤を投与しない，Pの吸収阻害薬，P吸着薬の使用が考えられます．血液中からPを取り除くのにもっとも有効なのは，血液透析です．

症例を解く

病歴から，横紋筋融解症による高P血症が考えられます．血清CK上昇，血清クレアチニンの上昇，ミオグロビン尿を認めました．

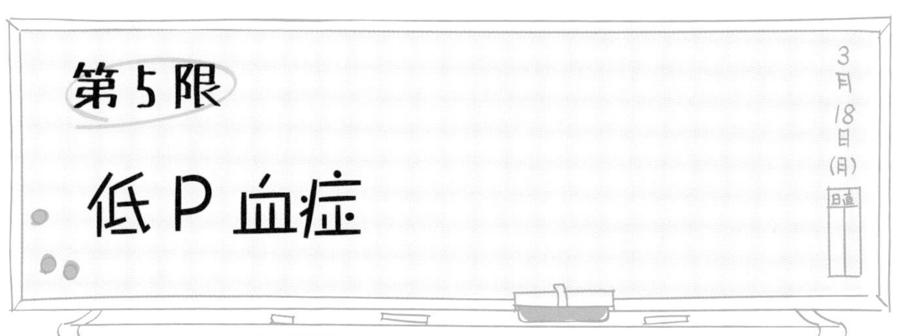

20 歳男性．右側腹部痛発作と血尿を訴えて来院した．4 年前尿管結石を自然排石したことがある．

血液検査：蛋白 6.8g/dL，アルブミン 4.0g/dL，BUN 18mg/dL，Cr 1.0mg/dL，Na 140mEq/L，K 4.0mEq/L，Cl 108mEq/L，Ca 11.5mg/dL，P 2.1mg/dL，HCO_3^- 18mEq/L，intact PTH 220pg/mL（正常 10-60）．

尿検査：Ca 26mg/dL，P 47mg/dL

Ca 高値，P 低値，副甲状腺ホルモン高値より，原発性副甲状腺機能亢進症であることは容易でしょう．

5-1 低 P 血症とは

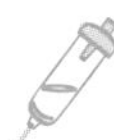

低 P 血症とは血清 P 濃度が 2.5mg/dL 以下をいいます．

症状を起こすような重大な低 P 血症（< 1.0mg/dL）の頻度は多くありません．低 P 血症の症状は，細胞のエネルギー代謝の障害と，赤血球の酸素運搬能障害に基づきます．具体的には，骨格筋の脱力（特に近位筋），心不全，呼吸不全，中枢神経症状（イライラ感，異常感覚，錯乱，けいれん，昏睡），溶血，骨粗鬆症，骨軟化症などです．

5-2 低P血症の診断

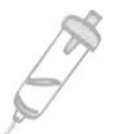

低 P 血症の原因は,

（1）細胞外から細胞内への P の移行

（2）腸管での P の吸収低下

（3）腎での再吸収低下

が考えられます.

まず病歴で細胞外から細胞内へのシフトによる低 P 血症を起こすような要因がないかどうか検討します．インスリン投与（グルコースとともに P が細胞内に移動する），急性呼吸性アルカローシス（細胞内の解糖系が活性化されて，P が細胞内に移動する），敗血症，カテコラミン過剰，hungry bone syndrome，カルシトニン投与などがこれにあたります.

低 P 血症があって，腎臓が P 喪失に適切に反応している場合には，尿中 P 濃度は 20mg/dL 以下になります．このように腎臓で適切に P の再吸収が起こっている場

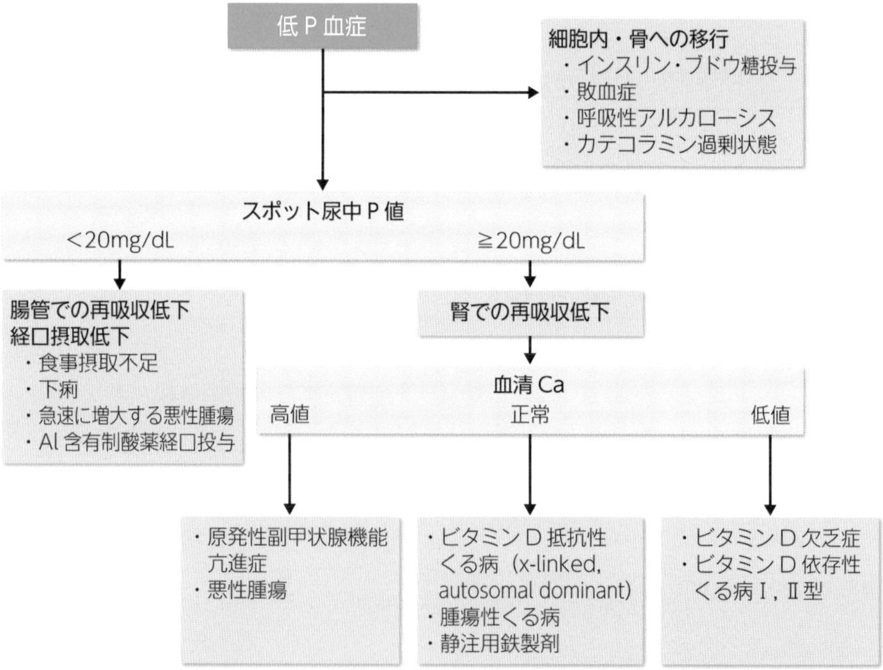

低 P 血症

→ 細胞内・骨への移行
・インスリン・ブドウ糖投与
・敗血症
・呼吸性アルカローシス
・カテコラミン過剰状態

↓

スポット尿中 P 値

<20mg/dL ↓

腸管での再吸収低下
経口摂取低下
・食事摂取不足
・下痢
・急速に増大する悪性腫瘍
・Al 含有制酸薬経口投与

≧20mg/dL ↓

腎での再吸収低下

↓

血清 Ca

高値 ↓
・原発性副甲状腺機能亢進症
・悪性腫瘍

正常 ↓
・ビタミン D 抵抗性くる病（x-linked, autosomal dominant）
・腫瘍性くる病
・静注用鉄製剤

低値 ↓
・ビタミン D 欠乏症
・ビタミン D 依存性くる病 I，II 型

図 23 低 P 血症の診断

合には，腸管での P の吸収低下が考えられます．すなわち，経口摂取低下，慢性下痢，Al 含有制酸薬服用などが考えられます．

尿中 P 濃度が 20mg/dL 以上の場合は，腎臓から尿中へ P 排泄が増加しています．腎での再吸収は主として PTH によって調節されています．PTH が過剰かどうかを判断するためには，血清 Ca をみます．血清 Ca 高値であれば，PTH 過剰と判断し，原発性甲状線機能亢進症や，悪性腫瘍による PTH 関連蛋白高値などを考えます．低 Ca 血症の場合は，ビタミン D 欠乏を考えます．意外なものとして，フェジン®（静注用鉄製剤）の投与があります．フェジン® は，近位尿細管での P の再吸収を抑制して尿中の P 排泄を増加させる作用があります．

5-3 低 P 血症の治療

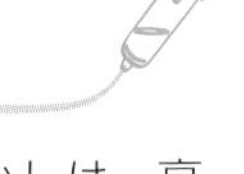

大部分の低 P 血症は原病の治療を主体とします．臨床症状を伴う，ないしは，高度の低 P 血症では治療の適応になります．高度な低 P 血症（血清 P 濃度 < 1mg/dL）では注射用 P 製剤の静脈内投与を行います．

症例を解く

細胞内への P の移動は疑われず，スポット尿の P 濃度が高いので，腎での P 喪失が考えられます．Ca 高値，副甲状腺ホルモン高値のため，原発性副甲状腺機能亢進症と考えられます．尿細管での重炭酸イオンの再吸収障害のため，高 Cl 性代謝性アシドーシスをきたしていると考えられます．

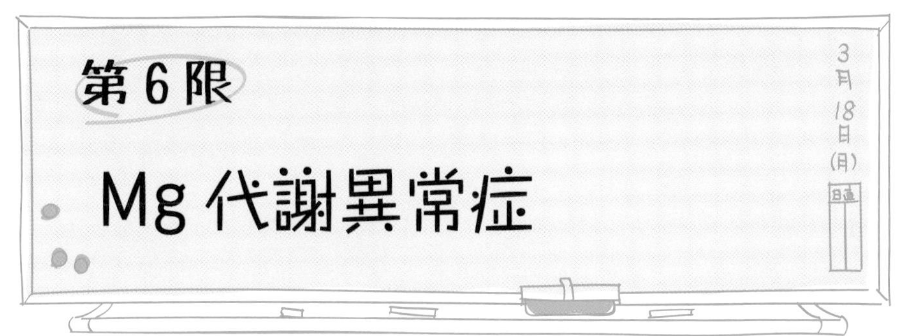

第6限 Mg代謝異常症

46歳男性．1週間前から続く下肢の脱力感と全身倦怠感とを主訴に来院した．1人暮らしで，日本酒を毎日5合飲んでいる．

血圧 138/84mmHg

血液検査：アルブミン 3.5g/dL，BUN 13mg/dL，Cr 0.8mg/dL，Na 135mEq/L，K 2.8mEq/L，Cl 90mEq/L，Ca 7.0mg/dL，Mg 1.5mg/dL，アルドステロン 8ng/dL（基準 5-10），レニン活性 1.5ng/mL/時間（基準 1.2-2.5）

症状は，特異的なものではありませんが，低K血症，低Ca血症，低Mg血症といった電解質異常を認めます．大酒家というのがヒントになります．

6-1 Mg代謝の基本

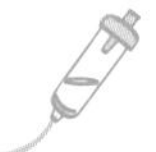

Mgは体内に約25g存在し，その半分が骨に，約45%が軟部組織に存在し，細胞外液には約1%が存在しています．したがって，血清Mg値は必ずしも体内Mg量を反映していません．血清のMgの正常値は1.8-2.6mg/dLであり，細胞において種々の酵素活性をもち，Caと共同して神経・筋の興奮に重要な役割をはたしています．

ヒトは，通常の食事により1日約300mgのMgを摂取し，うち約100mgが腸管から吸収され，同じ量が尿中に排泄されます．

日常診療で血中Mg濃度を測定することは稀です．しかし，原因がなかなかわからなかった病態がMg代謝異常であるということが判明することもあります．腎機能が悪い患者の場合，高Mg血症が隠れていることがあります．また，低Ca血症，低K血症の際に，低Mg血症が隠れていることがあります．特に，低Mg血症を伴う，低Ca血症，低K血症は，Mgを補充しないと難治性ですので，低Mg血症に気づくことが重要です．

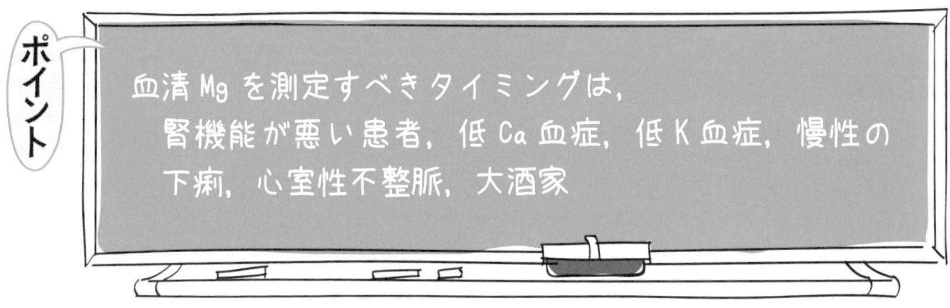

ポイント
血清Mgを測定すべきタイミングは，
腎機能が悪い患者，低Ca血症，低K血症，慢性の
下痢，心室性不整脈，大酒家

6-2 高Mg血症

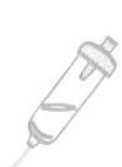

1 高Mg血症とは

血中Mg 2.6mg/dL以上を高Mg血症といいます．

高Mg血症では，神経・筋，心臓血管系，消化器系を中心に症状が現れます．早期にみられる症状は，筋力低下と深部腱反射の低下・消失，または悪心・嘔吐などの消化器症状です．高度高Mg血症になると（7-10mg/dL以上），失調，傾眠などの精神神経症状や，四肢および呼吸筋の麻痺，麻痺性イレウス，難治性低血圧，房室ブロック，QT延長，心停止を生じることもあります．

臨床的には，高Mg血症の程度の指標として最もすぐれているのは深部腱反射です．一般に，アキレス腱反射は，血清Mg濃度が5mg/dLを超えるとやや低下し，8-10mg/dLを超えるとほとんど消失します．

2 高Mg血症の診断

Mgはホルモンによる調整機構をもたず，腎からの排泄によってのみ調節されています．したがって，高Mg血症は，腎機能低下患者に起こることがほとんどです．まれに，大量のMgが投与されたとき（静脈投与，下剤など）にみられます．腎機能低下時には通常量の制酸薬や下剤の投与で重度の高Mg血症を生じることがあります．その他には，Ca sensing receptor異常である家族性低Ca尿性高Ca血症，糖尿病性ケトアシドーシス，腫瘍崩壊症候群，副腎不全などがあります．

3 高 Mg 血症の治療

腎機能低下症例では，高 Mg 血症を避けるため，Mg を含む薬剤は使用しないか，十分にモニターすべきです．

心伝導系への影響が認められる場合は，Mg 拮抗作用を期待して，8.5%グルコン酸カルシウム 10 ～ 20mL を 5 ～ 10 分かけて静注します．腎機能低下例で，症候性のものは血液透析を考慮します．腎機能正常例では，高 Mg 血症の原因となっているものを中止すれば，高 Mg 血症は自然軽快するものがほとんどです．

6-3 低 Mg 血症

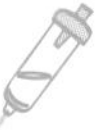

1 低 Mg 血症とは

低 Mg 血症は，入院患者の 12%，ICU 入院患者の 60-65%にみられます．

血中 Mg 1.8mg/dL 以下を低 Mg 血症といいます．

低 Mg 血症の症状は，全身倦怠感，食欲低下で，低 Mg 血症が高度になると，心電図変化，torsades de pointes を含む不整脈や，けいれん，昏睡などもあります．

低 Mg 血症には高頻度に，低 K 血症，低 Ca 血症が合併します．細胞内 Mg は K チャネル（ROMK）の抑制因子なので，Mg 欠乏があると，K チャネルの抑制が解除され，K 排泄が亢進するために，低 K 血症となります．また，低 Mg 血症は，PTH 分泌抑制と骨の PTH 抵抗性を誘導し，低 Ca 血症を引き起こします．

2 低 Mg 血症の診断

低 Mg 血症の原因のほとんどは病歴から明らかとなります．頻度の高いアルコール多飲と利尿薬の可能性を除外したあと，1 日尿中 Mg 排泄量，FE Mg により，摂取不足，腎外性喪失，腎性喪失を鑑別します．

- **尿中Mg排泄量＜10mg/日 or FE Mg*＜2%→Mg摂取不足，腎外性喪失**
- **尿中Mg排泄量＞10～30mg/日 or FE Mg*＞2%→腎性喪失**

$$*FE\ Mg = \frac{UMg \times PCr}{(0.7 \times PMg) \times UCr} \times 100$$

U は尿中濃度，P は血清濃度．

腎外性喪失としては下剤乱用や，潰瘍性大腸炎やクローン病などの下痢症状をきたす消化管疾患が多いです．腎性喪失としては，利尿薬使用，高 Ca 血症，薬剤（アミノグリコシド，アムホテリシン B，シスプラチン，シクロスポリンなど），Bartter/Gitelman 症候群などの尿細管機能異常症，原発性アルドステロン症などが鑑別としてあがります．Bartter/Gitelaman 症候群では，Gitelman 症候群に低 Mg の頻度が高いです．

3 低 Mg 血症の治療

・軽度の低 Mg 血症

無症候性であれば治療の必要性はなく，原因疾患の治療と食事指導（緑色野菜，肉類，乳製品などの摂取）だけで様子をみます．Gitelman 症候群などで，症候性の場合には経口 Mg 製剤の適応となります．日本では，経口 Mg 製剤は酸化 Mg と硫酸 Mg の 2 種類があります．酸化 Mg 1g 中に Mg として 0.6g，硫酸 Mg 1g 中には Mg として 0.1g 含有されています．一般的には，酸化 Mg が頻用されていますが，下痢のために用量を増やすのが難しいです．Gitelman 症候群では，スピロノラクトンなどの抗アルドステロン薬が Mg 保持作用をもつため，併用することが多いです．

・高度の低 Mg 血症

高度で症候性の低 Mg 血症に対しては硫酸 Mg（マグネゾール 2g/1A）の 1～2g を 10 分かけて静注し，その後は病態に応じて持続点滴静注を行います．

低 Mg 血症は，低 Ca 血症や低 K 血症と合併することが多いです．これらの低 Ca 血症，低 K 血症は Mg 補充以外の治療に抵抗性です．

症例を解く

大酒家は，Mg 摂取不足とともにアルコールによる腎尿細管障害によって尿への喪失が起こるため，低 Mg 血症を生じやすいです．低 Mg 血症では K の尿への喪失が起こるため，低 K 血症を併発しやすいです．また，PTH の分泌障害，作用不全が起こり，低 Ca 血症も併発しやすいです．したがって，まず補充しなければいけないのは Mg です．

テーマ04

酸塩基平衡異常

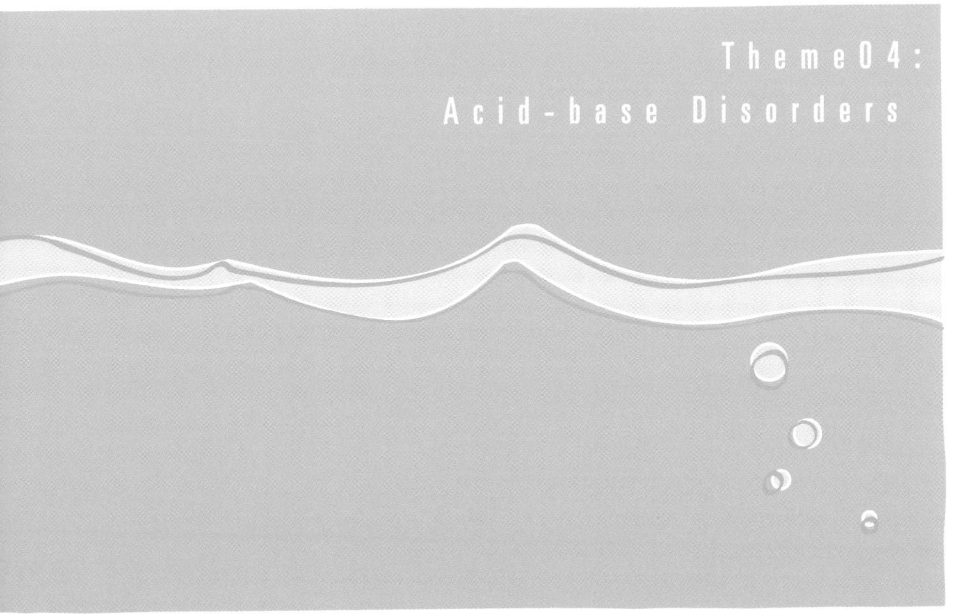

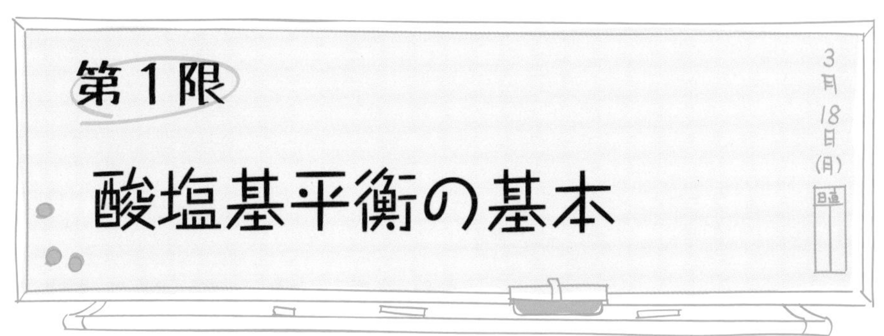

1-1 酸の産生と排泄

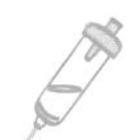

1 pH と H^+ の濃度

「血液中の H^+ 濃度はいくらか？」と聞かれてすぐ答えられる人はいないかもしれません．でも，血液の pH は？と聞かれれば，答えられるでしょう．血液の pH は 7.40 です．これは，いったい，どれくらいの H^+ 濃度にあたるかというと，

$$pH = -\log[H^+]$$

ですので，pH 7.4 のとき，$[H^+]$ ＝ 40nmol/L です．つまり，健常人の血中 H^+ 濃度は 0.00004mmol/L（10^6nmol ＝ 1mmol）ということになります．H^+ の濃度は，血清 K 濃度の 100000 分の 1 という，きわめて低い濃度で正確に濃度がコントロールされているのです．

> $pH = -\log[H^+]$
> pH 7.4のとき，$[H^+] = 40$nmol/L

2 酸の産生

人間の体に負荷される酸は「細胞内での代謝」と「体外からの酸の摂取」によって生じます．これらの酸は，いったん，重炭酸イオン緩衝系や細胞内蛋白緩衝系などでバッファーされ，炭酸ガスとして呼気から，不揮発性酸は腎臓から排泄されます．

「細胞内での代謝」による酸の産生とは，炭水化物や脂質の完全燃焼により生じる

CO_2 が体液中に溶け込んで膨大な量の揮発性の酸が生じることをさします．この量は CO_2 として 10000 ～ 15000mmol に達し，これが水中に溶けると炭酸として働きますが，換気能力が正常であれば，呼気から体外に CO_2 として排泄されます．

「体外からの酸の摂取」とは，健康な人が 1 ～ 2g/kg の蛋白を含む食事を摂取すると，体内では 50 ～ 70mEq の不揮発性の酸が生じることをさします．それは，炭水化物や脂質の不完全燃焼から生じる乳酸や β-オキシ酪酸などの有機酸と，含硫アミノ酸（メチオニン，システイン，シスチン）から生じる硫酸，P を含むアミノ酸から生じるリン酸などです．これらは，腎臓から排泄されます．

酸の分類の仕方として，炭酸のように CO_2 として肺から排出される酸のことを揮発性酸，それ以外の酸，すなわち硫酸やリン酸など，腎臓より排泄される酸のことを不揮発性酸といいます．

細胞外液中の H^+ 濃度が上昇すると，ただちに細胞外液中の緩衝系が働いて，これを中和しようとします．続いて数分から数時間以内に呼吸性代償が働き，CO_2 を肺から排出して H^+ 濃度を低めます．それと同時に数時間後から細胞内の緩衝系の作用も発揮されるようになり，最後に腎からの H^+ 排泄が高まり，これが数日間にわたって持続します．以上のような過程で体内の酸はコントロールされているのです．

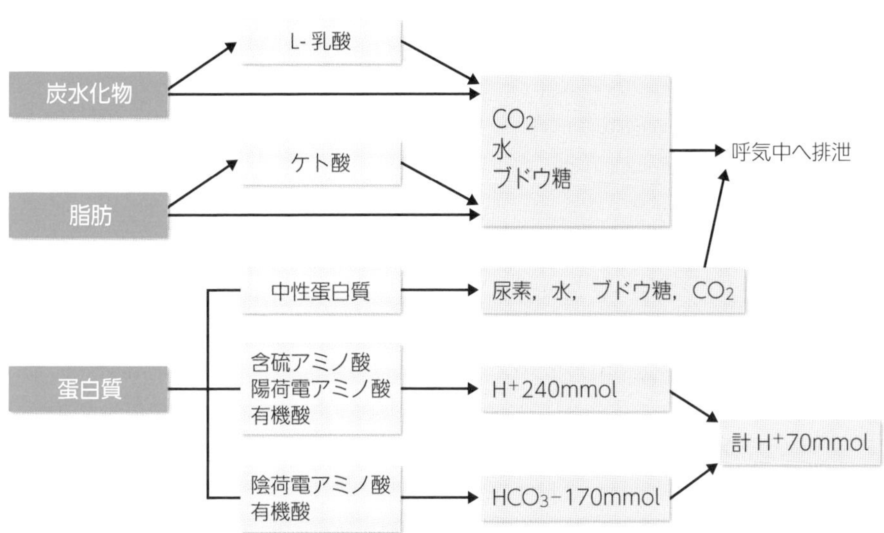

図 24 酸の体内産生と代謝

(柴垣有吾．より理解を深める！体液電解質異常と輸液，3版．東京：中外医学社；2007. p.121)

3 腎臓における酸塩基平衡の維持機構

腎臓での酸塩基のハンドリングは異なる 2 つの作業に分けられます．1 つは糸球体で血漿から濾過された HCO_3^-の近位尿細管を中心とした再吸収．もう 1 つは，集合管における H^+ の分泌です．不揮発性酸の H^+ は後者により処理され排泄されます．

(a) 濾過された HCO_3^-のハンドリング

HCO_3^-は糸球体で自由に濾過されてしまうため，血中 HCO_3^-濃度が 24mEq/L で糸球体濾過量が 150L/日とすると，再吸収を受けなければ 1 日に 3600mEq もの HCO_3^-が尿中に排泄されてしまいます．濾過された HCO_3^-の内，80 〜 90%は近位尿細管より，残りの 15%は Henle ループ上行脚で再吸収されています．つまり，濾過された HCO_3^-のほとんどは再吸収されるわけです．近位型尿細管アシドーシスでは，近位尿細管障害などにより HCO_3^-が再吸収できず，その分，体内に H^+ が残されるため，体はアシドーシスに傾きます．

(b) H^+ の分泌

尿細管での実質的な酸排泄を行っているのが，遠位尿細管以降ですが，ここでの酸排泄は，H^+ が直接尿細管内に排泄されるわけではありません．もし，直接，70mmol の H^+ が尿の中に捨てられてしまえば，尿の pH は 2.5 未満の強酸になってしまいます（ヒトの尿の pH の最低値は 4.5 〜 5.0 です）．遠位尿細管から排泄された H^+ は滴定酸塩（大部分はリン酸塩 HPO_4^{2-}）やアンモニアと結合して，$H_2PO_4^-$やアンモニウムイオン（NH_4^+）として排泄されます．

尿 pH は最大 4.5 程度までしか低下できません．尿 pH が 4.5 以下となると，尿中と間質との H^+ の濃度勾配が大きくなりすぎてしまい，H^+ が尿中から間質内に逆拡散し，H^+ を再吸収するようになってしまいます．したがって，尿から H^+ を多く排泄するためには，尿中 pH を 4.5 以上に保つことが必要で，滴定酸塩とアンモニアが緩衝作用を担っています．滴定酸塩として重要なのはリン酸塩です．リン酸は pK 6.80 と重要なバッファーですが，排泄量が一定であり，酸負荷時でも増えないため，H^+ の排泄を効率的に進められません．通常 10 〜 30mEq/日程度の H^+ 排泄に寄与し，アシドーシスでも 2 倍程度の増加が限度です．アンモニアは近位尿細管でグルタミンの代謝により産生されます．こちらは pK が 9.1 と高値であるため，遠位尿細管管腔の pH ではほとんどが H^+ と結合し，NH_4^+ となり，尿中に排泄されます．通常 30 〜 40mEq/日の H^+ 排泄に貢献していますが，代謝性アシドーシスでは，10 倍程度まで排泄を増やすことができます．したがって，高度の代謝性アシドーシスでは，NH_4^+ という形での酸排泄が重要な意味をもってきます．

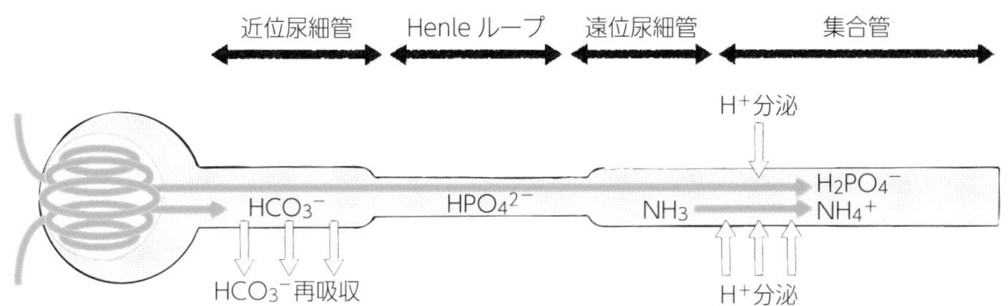

図 25　尿細管での HCO_3^- 再吸収と酸の排泄

1-2 pH は肺と腎臓が決める

重炭酸イオン緩衝系は体内の酸塩基平衡の恒常性を維持する上で最も重要な機構です．この緩衝系は，Henderson-Hasselbalch の式で以下のように示されます．

$$pH = 6.1 + \log\left(\frac{HCO_3^-}{0.03 \times PaCO_2}\right)$$

しかし，この式はわかりにくいので，それを変形した，Henderson の式を見ていただくと，pH が肺と腎臓で決められていることがよくわかると思います．

$$[H^+](nEq/L) = 24 \times \frac{PaCO_2(mmHg)}{[HCO_3^-](mEq/L)}$$

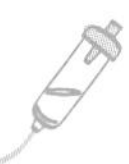

図 26　pH は肺と腎臓が決める

1-3 代償作用

一次性酸塩基平衡の異常によって pH が正常から外れると，pH を正常方向に戻そうとする「代償性」の動きが起こります．

たとえば，

(1) pH 7.40，HCO_3^- 24，$PaCO_2$ 40

から，代謝性アシドーシスが起こって，

(2) pH 7.00，HCO_3^- 10，$PaCO_2$ 40

となると，過換気によって，$PaCO_2$ が低下し，

(3) pH 7.24，HCO_3^- 10，$PaCO_2$ 25

となって，pH を正常値の方向に戻そうとします．これを代償作用といいます．

表 9 一次的酸塩基平衡異常に対する代償作用

一次的酸塩基平衡異常	代償作用
代謝性アシドーシス（HCO_3^-が減少）	$PaCO_2$が減少して代償する
代謝性アルカローシス（HCO_3^-が増加）	$PaCO_2$が増加して代償する
呼吸性アシドーシス（$PaCO_2$が増加）	HCO_3^-が増加して代償する
呼吸性アルカローシス（$PaCO_2$が減少）	HCO_3^-が減少して代償する

ただし，代償作用では，pH が 7.4 までもどることはありません．代償作用には生理的な範囲があります．下の表をご覧下さい．

呼吸性の代償は，分単位で起こりますが，代謝性の代償には，時～日単位の時間がかかりますので，急性の場合と慢性の場合の代償性変化の予測範囲を示します．

表 10 代償性変化の予測範囲

	代償性変化の予測範囲	代償範囲の限界値
代謝性アシドーシスの呼吸性代償	$\Delta PaCO_2 = 1 \sim 1.3 \times \Delta HCO_3^-$	$PaCO_2 = 15mmHg$
代謝性アルカローシスの呼吸性代償	$\Delta PaCO_2 = 0.5 \sim 1.0 \times \Delta HCO_3^-$	$PaCO_2 = 60mmHg$
呼吸性アシドーシスの代謝性代償（急性）	$\Delta HCO_3^- = 0.1 \times \Delta PaCO_2$	$HCO_3^- = 30mEq/L$
呼吸性アシドーシスの代謝性代償（慢性）	$\Delta HCO_3^- = 0.35 \times \Delta PaCO_2$	$HCO_3^- = 42mEq/L$
呼吸性アルカローシスの代謝性代償（急性）	$\Delta HCO_3^- = 0.2 \times \Delta PaCO_2$	$HCO_3^- = 18mEq/L$
呼吸性アルカローシスの代謝性代償（慢性）	$\Delta HCO_3^- = 0.5 \times \Delta PaCO_2$	$HCO_3^- = 12mEq/L$

（注）慢性の呼吸性アシドーシスとは 24 時間以上続くもの．
（注）Δ計算を行うときは HCO_3^-は24mEq/L，$PaCO_2$ は 40mmHg，AG は 12mEq/L を正常値とする．

さて，この代償性変化の予測範囲の係数をいかに覚えるのかが血液ガス分析の山場のように思われていますが，これらの係数は，報告されている論文によって，まちまちです．したがって，この係数を覚えることに汲々とするのは現実的ではないと私は思います．そもそも，代償の予測範囲というのは，1 次係数で表されるようなものではないですし，その範囲も，95％の信頼限界で表現していることが多いのですが，サンプルとした患者の背景によって大きく異なるもので絶対的なものではありません．今は，デジタルの時代ですから，このような係数は，スマホに入れて，必要になったら，その場でみるというので結構だと思っています．

プラクティカルに考えれば，臨床現場でも頻度の高い，**代謝性アシドーシスに対する呼吸性代償の係数だけ覚えて，あとは，必要に応じて，Reference で確認するの**で十分でしょう.

1-4 アシデミア，アルカレミアとアシドーシス，アルカローシスの違い

pH がいくつになるかというのは，酸塩基平衡異常（時に一つではなく，複数のこともあります）と正常な代償反応による綱引きの結果です.

用語の整理をしておきましょう,「アシデミアとアシドーシスの違い」と「アルカレミアとアルカローシス」の違いはわかりますか？アシデミアとアルカレミアは最終的な綱引きの結果が，pH = 7.4 より酸性側かアルカリ性側かをいっているだけです. アシドーシスというのは，体内に pH を下げる，すなわち，HCO_3^-を下げるまたは，$PaCO_2$ を上げる異常なプロセスの病態を指します. また，アルカローシスというのは，体内に pH を上げる，すなわち，HCO_3^-を上げるまたは，$PaCO_2$ を下げる異常なプロセスの病態を指します.

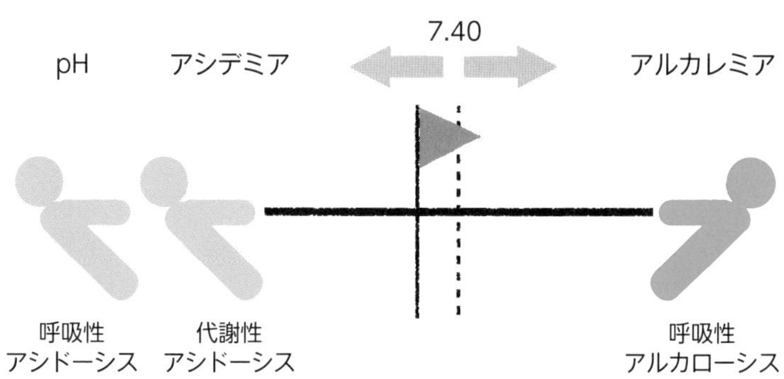

図 27 アシデミア，アルカレミアとアシドーシス，アルカローシス

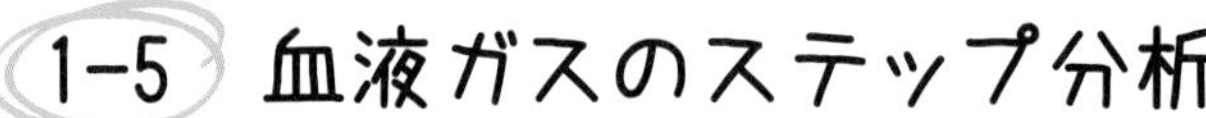

1-5 血液ガスのステップ分析

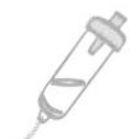

さて，これから実際に血液ガス分析を行っていきます．まず，以下の基準値は覚えて下さい．

pH	7.40
$PaCO_2$	40mmHg
HCO_3^-	24mmHg
AG	12mEq/L

あとは，ステップを踏んで判断していきます．

ステップ1：アシデミアか，アルカレミアか？

pH ≦ 7.36 ならアシデミア，pH ≧ 7.44 ならアルカレミア

中性でも，$PaCO_2$，HCO_3^-，AG に異常がないか確認します．異常があれば，アシドーシス，アルカローシスが隠れています．

ステップ2：アシデミアまたはアルカレミアの主たる要因は代謝性変化か，呼吸性変化によるものか判断する．

アシデミアで，HCO_3^-が減少しているなら代謝性アシドーシス，$PaCO_2$ が増加しているなら呼吸性アシドーシスが一次性の変化です．

アルカレミアで，HCO_3^-が増加しているなら代謝性アルカローシス，$PaCO_2$ が減少しているなら呼吸性アルカローシスが一次性の変化です．

表11 一次的酸塩基平衡異常

代謝性アシドーシス	HCO_3^-が減少
代謝性アルカローシス	HCO_3^-が増加
呼吸性アシドーシス	$PaCO_2$が増加
呼吸性アルカローシス	$PaCO_2$が減少

ステップ3: 代償性変化が予測の範囲内にあるかどうかをチェックする.

表12 一次性酸塩基平衡障害で予想される代償性変化

	代償性変化の予測範囲	代償範囲の限界値
代謝性アシドーシスの呼吸性代償	$\Delta PaCO_2 = 1 \sim 1.3 \times \Delta HCO_3^-$	$PaCO_2 = 15mmHg$
代謝性アルカローシスの呼吸性代償	$\Delta PaCO_2 = 0.5 \sim 1.0 \times \Delta HCO_3^-$	$PaCO_2 = 60mmHg$
呼吸性アシドーシスの代謝性代償（急性）	$\Delta HCO_3^- = 0.1 \times \Delta PaCO_2$	$HCO_3^- = 30mEq/L$
呼吸性アシドーシスの代謝性代償（慢性）	$\Delta HCO_3^- = 0.35 \times \Delta PaCO_2$	$HCO_3^- = 42mEq/L$
呼吸性アルカローシスの代謝性代償（急性）	$\Delta HCO_3^- = 0.2 \times \Delta PaCO_2$	$HCO_3^- = 18mEq/L$
呼吸性アルカローシスの代謝性代償（慢性）	$\Delta HCO_3^- = 0.5 \times \Delta PaCO_2$	$HCO_3^- = 12mEq/L$

（注）慢性の呼吸性アシドーシスとは24時間以上続くもの.
（注）Δ計算を行うときは HCO_3^- は24mEq/L, $PaCO_2$ は40mmHg, AGは12mEq/Lを正常値とする.

ステップ4: アニオンギャップを計算する. AGが増加している場合は, ΔAGと ΔHCO_3^- を比較する.

$AG = Na^+ - (Cl^- + HCO_3^-)$

AGが増加している場合は, ΔAGと ΔHCO_3^- を計算します. 通常 $\Delta AG \fallingdotseq \Delta HCO_3^-$ ですが, $\Delta AG > \Delta HCO_3^-$ なら代謝性アルカローシスの合併

$\Delta AG < \Delta HCO_3^-$ ならAG正常の代謝性アシドーシスの合併

と, さらなる酸塩基平衡異常が合併しています.

ステップ5: 病歴, 現症, 検査所見を総合的に判断する.

ステップ4までの解析結果と病歴, 現症, 検査所見をつきあわせて, 酸塩基平衡異常を総合的に判断します.

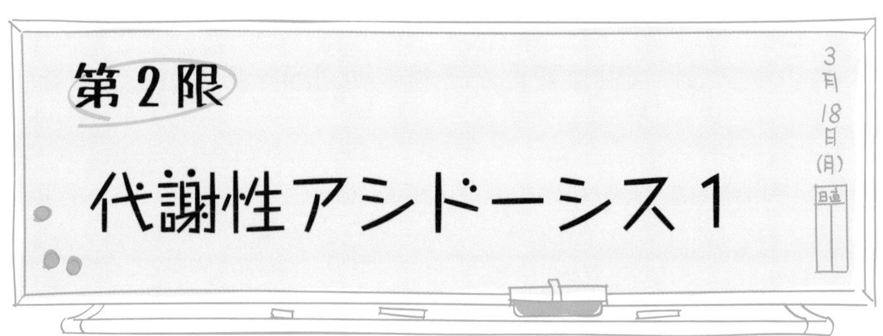
第2限
代謝性アシドーシス1
3月18日(月)
日直

58歳，女性．糖尿病があり，インスリン療法を受けている．3日前から感冒のため，食欲低下し，インスリンの自己注射を中止していた．部屋で倒れているのを家族に発見されて搬送された．

血圧 120/62mmHg，アセトン臭あり．

血液検査：Na 140mEq/L，K 4.4mEq/L，Cl 105mEq/L，BUN 40mg/dL，Cr 2.1mg/dL，血糖 632mg/dL．

動脈血ガス分析（自発呼吸，room air）：pH 7.21，PaO_2 70mmHg，$PaCO_2$ 31mmHg，HCO_3^- 12mEq/L．

尿ケトン体 3+．

解析

Step 1：pH 7.21 なのでアシデミア．

Step 2：アシデミアのメイン要素は，代謝性アシドーシス（HCO_3^- 12mEq/L と低下している）．

Step 3：代謝性アシドーシスに対する代償では，予測 $\Delta PaCO_2 = (1 \sim 1.3) \times 12 = 12 \sim 15.6$，実測 $\Delta PaCO_2 = 9$ であり，代償の予測より $PaCO_2$，が高く，呼吸性アシドーシスを合併している．

Step 4：AG = 23 であり，増加．$\Delta AG = 11$，$\Delta HCO_3^- = 12$ でほぼ等しい．

Step 5：AG 増加型代謝性アシドーシス＋呼吸性アシドーシス．

2-1 アニオンギャップ

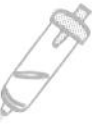

まず，アニオンギャップ（AG）について話をしましょう．

血清中の陽イオンの電荷と陰イオンの電荷は，電気的に中性になるために，等しくなっています．陽イオンは，その大部分が Na^+ であり，残りは，K^+，Ca^{2+}，Mg^{2+} などです．一方，陰イオンは Cl^- と HCO_3^- が主で，残りは通常ルーチンには測定されていないものです．特殊な酸が体内に蓄積すると，その酸の陰イオンのため，この測定されない陰イオン分画が増大します．たとえば，乳酸がたまると，乳酸は H^+ と乳酸イオンに分離し，H^+ は HCO_3^- と反応しますが，乳酸イオン（陰イオン）が残るのです．このように，測定されない陰イオンが増えていないかどうかを簡便に調べる方法が，AG で，測定済みの陽イオン Na^+ と測定済みの陰イオン Cl^-, HCO_3^- の差と定義します．Na^+ 以外にも K^+，Ca^{2+}，Mg^{2+} などは測定していることも多いのですが，変化が少ないので，AG 計算の式には入れません．

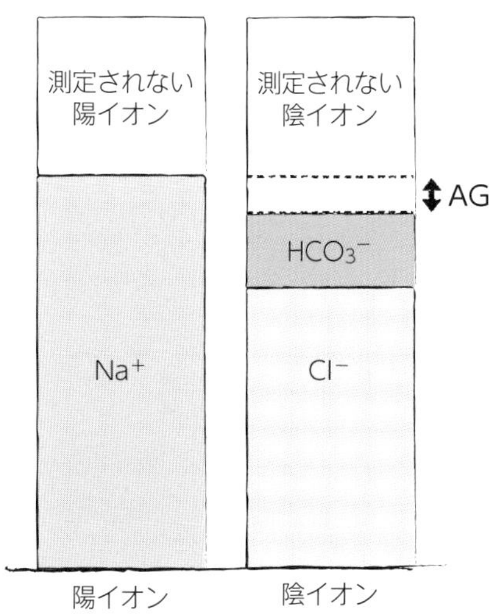

図 28 アニオンギャップ

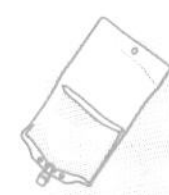

アニオンギャップ（AG）

$AG = Na^+ - Cl^- - HCO_3^-$

正常値：12±2mEq/L

AGを計算することで，代謝性アシドーシスを2つに分類することができます．代謝性アシドーシスには，酸が増加したものとアルカリが失われたものの2種類があります．酸が増加するときを考えてみます．たとえば，乳酸が10mEq/L増えるとH^+ 10mEq/Lと乳酸陰イオン10mEq/Lに分離し，H^+とHCO_3^-が反応し，HCO_3^-が10mEq/L減少します．乳酸陰イオン10mEq/Lが残るので，AGが10上昇します．つまり，酸が増加したタイプの代謝性アシドーシスはAGが増えるのです．一方，アルカリが失われた場合は，HCO_3^-が減り，その分，Cl^-が増え，AGは変化ありません．

このように，AGが増えたかどうかによって，酸が増加したものとアルカリが失われたものを見分けることができるのです．

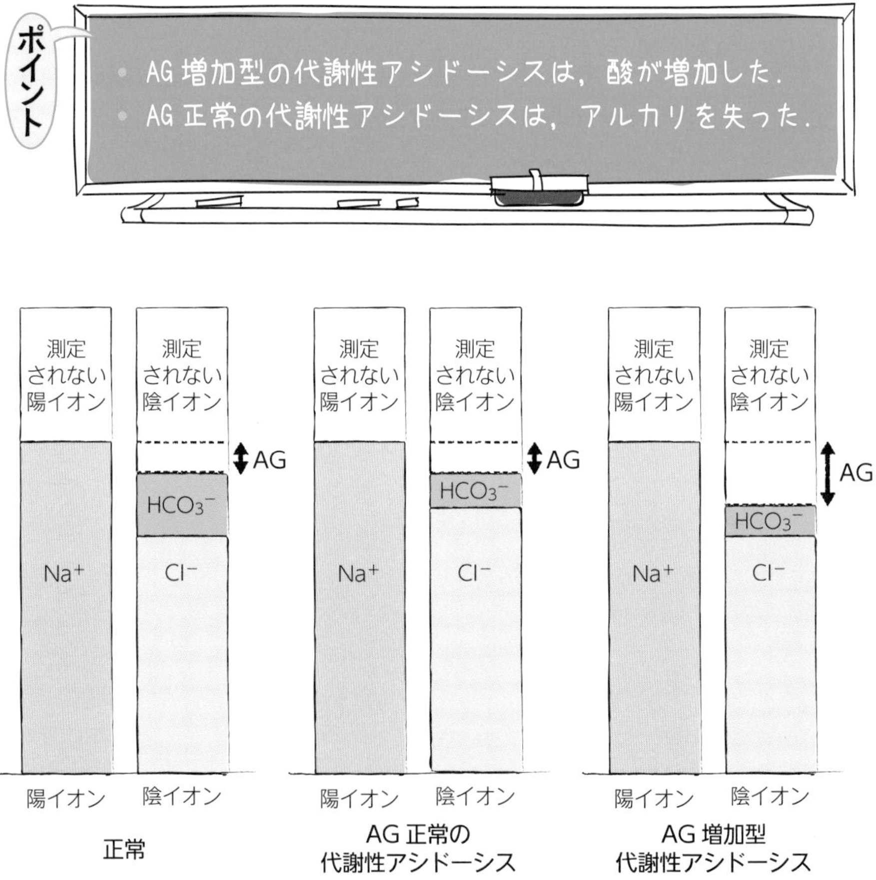

図29 AG正常の代謝性アシドーシスとAG増加型の代謝性アシドーシス

2-2 AG増加型代謝性アシドーシス

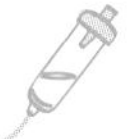

AG増加型代謝性アシドーシスを起こす疾患としては，以下のような病態が考えられます．

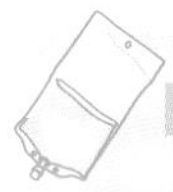

AG増加型代謝性アシドーシス

- 乳酸アシドーシス
- ケトアシドーシス(糖尿病性，アルコール性)
- 腎不全(慢性腎不全もはじめはAG正常で，進行するとAG増加型になる)
- 中毒(アスピリン，エチレングリコールなど)

症例を解く

本症例は，病歴や尿ケトン体3+から，糖尿病性ケトアシドーシスと考えてよいでしょう．呼吸性アシドーシスを合併しているのは，部屋で倒れていたために，低換気になったのだと考えます．

2-3 糖尿病性ケトアシドーシス

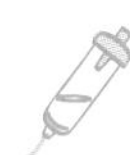

糖尿病性ケトアシドーシスは，インスリン作用の相対的不足によって，脂肪酸の代謝の増加と，ケトン体（アセト酢酸とβヒドロキシ酪酸）の蓄積が原因で生じます．インスリン不足は脂肪酸合成の亢進からアセチル-CoAが増加し，TCAサイクルの回転が低下している状況では，これがケトン体に変換されます．そのため，AG増加型代謝性アシドーシスとなります．

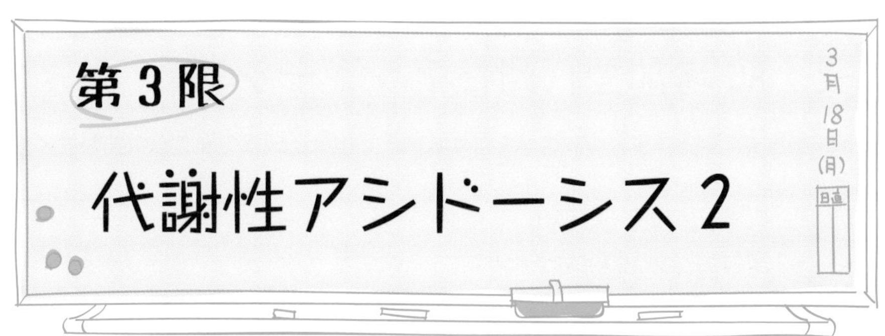

第3限 代謝性アシドーシス2

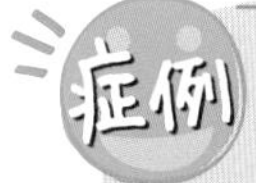

86歳女性．進行膵頭部癌症に対する温熱化学療法を契機に経口摂取不良となり，高カロリー輸液を開始した．一部経口摂取も可能であったため，高カロリー輸液にはビタミン剤は非配合であった．高カロリー輸液21日目に急激な意識低下，末梢循環不全，呼吸促拍を認め，腹痛を訴えた．

血液検査：Na 131mEq/L，K 4.5mEq/L，Cl 95mEq/L．

動脈血ガス分析（自発呼吸，酸素投与下）：pH 7.22，PaO_2 158mmHg，$PaCO_2$ 25mmHg，HCO_3^- 10mEq/L．

解析

Step 1：pH 7.22なのでアシデミア．

Step 2：アシデミアのメイン要素は，代謝性アシドーシス（HCO_3^- 10mEq/Lと低下している）．

Step 3：代謝性アシドーシスに対する代償では，予測$\Delta PaCO_2$＝（1～1.3）×14＝14～18.2，実測$\Delta PaCO_2$＝15であり，代償の範囲内．

Step 4：AG＝26であり，増加．ΔAG＝14，ΔHCO_3^-＝14で等しい．

Step 5：AG増加型代謝性アシドーシス．

AG増加しているので，酸が増加しているはずです．酸の種類は，乳酸，ケトン体，有機酸，薬物，どれでしょう？　ビタミンB_1欠乏による乳酸アシドーシスという病態があります．

発症より16時間後ビタミンB_1欠乏を疑い，塩酸チアミン150mgを静注したところ，4時間後に意識レベルはI-2に改善しました．発症時の血清乳酸値は119mg/dLと異常高値を示し，血中ビタミンB_1値は13ng/mLと異常低値でした．高カロリー輸液のビタミン B_1 欠乏による乳酸アシドーシスと考えられます．

3-1 乳酸アシドーシス

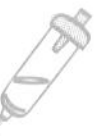

1 乳酸アシドーシスとは

乳酸アシドーシスは入院患者の代謝性アシドーシスの原因として最多のものです．組織酸素化の障害によって，嫌気的代謝が増加することで，乳酸の産生が増加することが主な原因です．

2 乳酸アシドーシスの種類

Type A 乳酸アシドーシスは，組織酸素化の障害をともなうタイプで，心原性ショック，敗血症や出血によるショックなどで認められることが多いです．

Type B 乳酸アシドーシスは，全身の循環障害が明らかでないもので，毒物による細胞代謝の障害や部分的な虚血によって引き起こされます．Type B 乳酸アシドーシスの原因には，悪性腫瘍，HIV のヌクレオシドアナログ逆転写酵素阻害薬，糖尿病，腎不全，肝不全，ビグアナイド薬（メトホルミン），ビタミン B_1 不足，アルコールなどが含まれます．

D-乳酸アシドーシスは特殊なアシドーシスで，短腸症候群の患者や，吸収障害の患者に起こります．ブドウ糖やデンプンは大腸で D-乳酸に代謝されますが，それが，全身循環に回って，D-乳酸アシドーシスを起こします．

3 乳酸アシドーシスの診断

血中乳酸の正常値は 0.5-1.5mmol/L（5-15mg/dL）であり，5mmol/L 以上になったときに乳酸アシドーシスと診断します．乳酸アシドーシスでは乳酸イオンの蓄積により，AG は開大します．

4 乳酸アシドーシスの治療

乳酸アシドーシスの治療の基本は，原因疾患の治療（たとえば，ショックの治療）です．乳酸アシドーシスへの重炭酸ナトリウムの投与の是非は意見が分かれるところですが，pH が 7.10 未満，または，HCO_3^-が6mEq/L 以下のような重篤な乳酸アシドーシスには，重炭酸ナトリウムの投与が容認されるという専門家の意見があります．重炭酸ナトリウムを投与するときの目標は，アシドーシスの原因疾患が治療できるまで，pH を 7.10 以上に保つことにあります．

5 ビタミン B_1 不足による乳酸アシドーシス

ビタミン B_1 不足は，ピルビン酸からアセチル CoA への代謝が阻害され，乳酸が蓄積することにより重篤なアシドーシスを呈します．

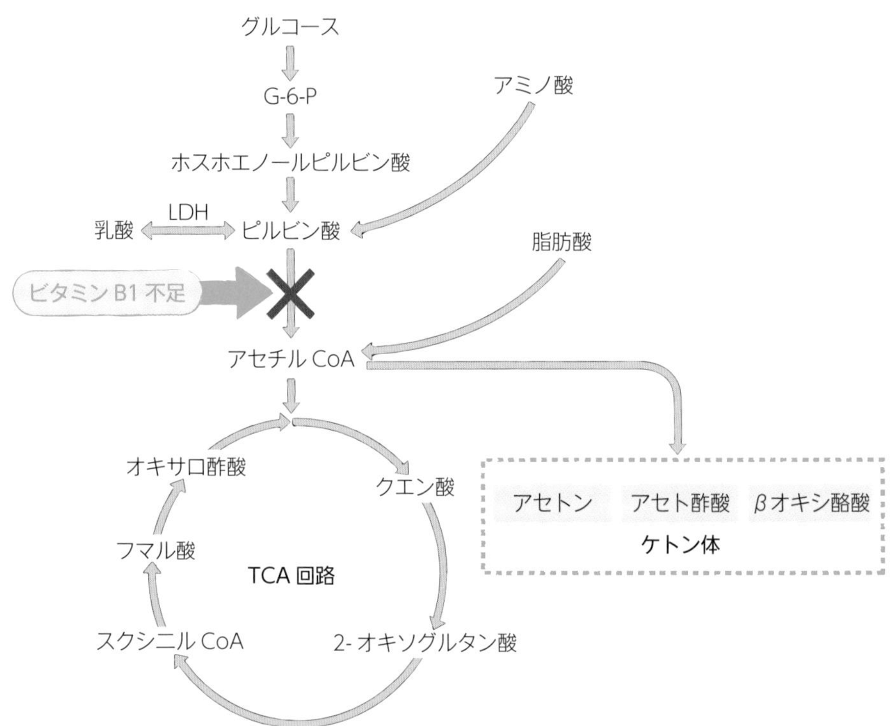

図 30 ビタミン B_1 不足で乳酸が蓄積する

ミニレクチャー 代謝性変化に対する呼吸性代償の予測式

さきほど生理的な代償の範囲は，必要に応じて，Reference をみればよいと話をしましたが，一つだけ便利な式を教えておきます．

> 代謝性アシドーシス，代謝性アルカローシスの呼吸性代償の際の，予測 $PaCO_2$ は，次式で表されます．
>
> 予測 $PaCO_2 = HCO_3^- + 15$

代謝性アシドーシス，代謝性アルカローシスの呼吸性代償をこの1式で判定可能です．ただし，pH 7.20-7.50 の範囲しか使えません．

本症例の場合では，

予測 $PaCO_2 = 10 + 15 = 25$

ですから，実測 $PaCO_2$ と一致しているので，呼吸性代償は正常と判断できます．

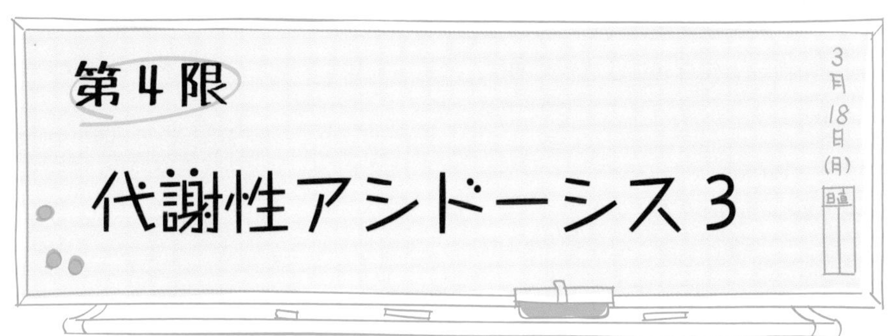

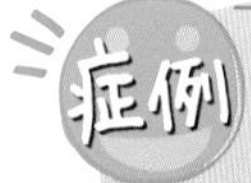

68 歳男性．2 年前より腰痛が出現し，1 年前からはその痛みが増強してきたため，整形外科を受診した．X 線検査にて，腰椎圧迫骨折とともに，貧血を指摘され，受診した．

血液検査：Na 138mEq/L，K 4.0mEq/L，Cl 115mEq/L．

動脈血ガス分析（自発呼吸，room air）：pH 7.35，$PaCO_2$ 35mmHg，HCO_3^- 19mEq/L．

解釈

Step 1：pH 7.35 なのでアシデミア．

Step 2：アシデミアのメイン要素は，代謝性アシドーシス（HCO_3^- 19mEq/L と低下している）．

Step 3：代謝性アシドーシスに対する代償では，$\Delta PaCO_2 = (1 \sim 1.3) \times 5 = 5 \sim 6.5$，実測 $\Delta PaCO_2 = 5$ であり，代償の範囲内．

Step 4：AG ＝ 4 であり，AG は減少している．

Step 5：AG 減少の代謝性アシドーシス．

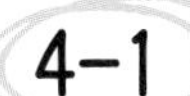

4-1 AGが減少するのは

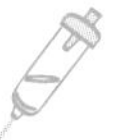

これまで，代謝性アシドーシスはAGが正常か増加で分類するという話をしてきましたが，AGはどのような場合に低下するのでしょうか？さきほどの図28をもう一度出します．これをみていただければわかるように，AGは別の表現の仕方として，

AG＝(測定されない陰イオン)－(測定されない陽イオン)

ともいえます．

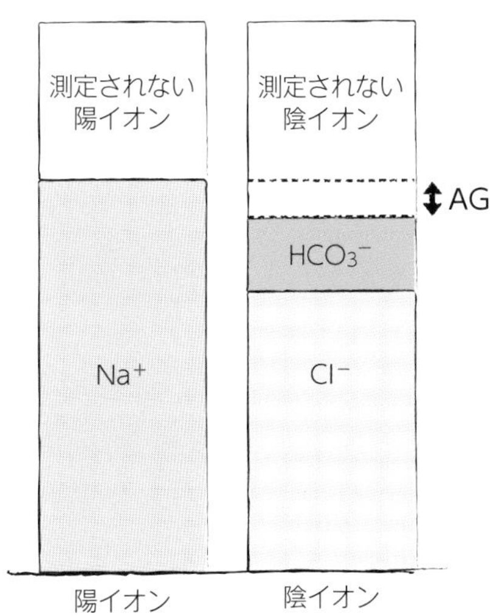

図31 アニオンギャップ

したがって，AGが低下するのは，

1 測定されない陰イオンが減少する場合

測定されない陰イオンの大半はアルブミンです．したがって，低アルブミン血症では，AGが減少します．アルブミンが1g/dL減少すると，AGが2.5mEq/L減少します．

2 測定されない陽イオンが増加する場合

測定される陽イオン K^+，Ca^{2+}，Mg^{2+} が高値となっても，AG が減少します．高度な AG 減少の場合は，IgG 型多発性骨髄腫（IgG は陽イオンで荷電していることが多い），Br 中毒（Br が Cl 測定時に Cl と間違えられて測定される）を考えます．

症例を解く

本症例は，免疫グロブリンの高値などから，多発性骨髄腫であることがわかりました．免疫グロブリンの著増によって，測定されない陽イオンが増加したために，AG が減少したと考えられます．また，多発性骨髄腫のため，近位尿細管障害によって尿細管アシドーシスを併発していました（尿細管性アシドーシスについては後述します）．

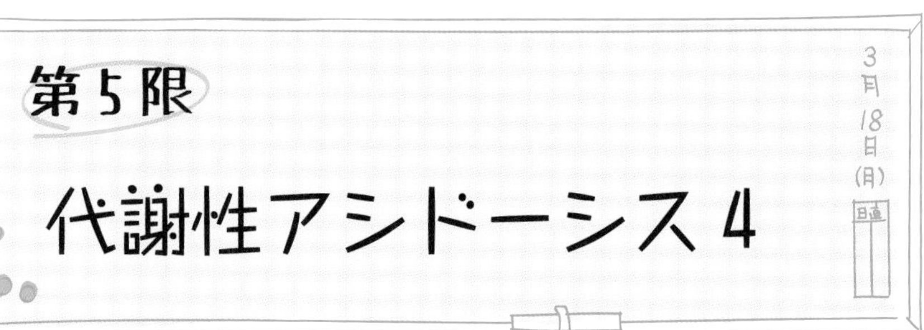

25歳，男性．1週間前，東南アジアの旅行を終え，帰国したばかり．3日間，下痢が続き，脱力感，立ちくらみがあるため，来院した．

臥位血圧 100/70mmHg → 起立時血圧 70/0mmHg

血液検査：Na 138mEq/L，K 2.2mEq/L，Cl 118mEq/L，BUN 41mg/dL，Cr 1.2mg/dL．

動脈血ガス分析（自発呼吸，room air）：pH 7.22，PaO_2 98mmHg，$PaCO_2$ 20mmHg，HCO_3^- 8mEq/L．

尿検査：Na 31mEq/L，K 25mEq/L，Cl 76mEq/L

解析

Step 1：pH 7.22 なのでアシデミア．

Step 2：アシデミアのメイン要素は，代謝性アシドーシス（HCO_3^- 8mEq/L と低下している）．

Step 3：代謝性アシドーシスに対する代償では，予測Δ $PaCO_2$ = (1 〜 1.3) × 16 = 16 〜 20.8，実測Δ $PaCO_2$ = 20 であり，代償の範囲内．

Step 4：AG = 12 であり，正常．

Step 5：AG 正常の代謝性アシドーシス．

5-1 AG 正常の代謝性アシドーシス

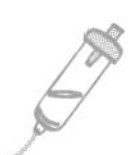

AG 正常の代謝性アシドーシスの原因は，(1) 消化管からの重炭酸喪失（下痢），(2) 腎臓からの酸分泌障害（尿細管性アシドーシス），(3) 外部から Cl を多く含んだ酸（塩酸，塩化アンモニウムなど）を摂取した場合のいずれかです．

表 13 AG 正常の代謝性アシドーシス

1. 消化管からのHCO_3^-喪失
   - ・下痢
   - ・小腸瘻孔
2. 腎臓からの酸分泌障害
   - ・近位型尿細管アシドーシス
   - ・遠位型尿細管アシドーシス
   - ・高K血症型尿細管アシドーシス
3. その他
   - ・塩酸セベラマー投与
   - ・陽イオンギャップの高いアミノ酸製剤の投与

5-2 尿アニオンギャップ

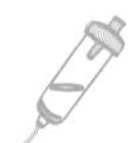

AG 正常の代謝性アシドーシスの病因としては，腎外からのHCO_3^-喪失か，腎臓での酸排泄障害が 2 大病因ですが，この鑑別に尿中のNH_4^+の排泄をみるのが有用です．消化液の喪失による代謝性アシドーシスでは，尿酸性化に問題なく腎からのNH_4^+としての排泄が増えます．一方，尿酸性化障害がある場合は血液が酸血症の状態でも尿へのNH_4^+の分泌は増やすことができません．

尿中でも，陽イオンと陰イオンの総和は等しいです．尿中の主要な陽イオンはNa^+，K^+，NH_4^+です．陰イオンは，Cl^-, HCO_3^-, リン酸イオン，硫酸イオンなどです．陽イオンの総和＝陰イオンの総和なので,

$$Na^+ + K^+ + NH_4^+ = 80 + Cl^-$$

の関係が成り立ちます．

$$尿アニオンギャップ(AG) = Na^+ + K^+ - Cl^-$$

と定義します．そうすると,

$$尿AG = 80 - NH_4^+$$

となります．

NH_4^+はルーチンでは測定しませんが，尿 AG で，NH_4^+の状態が推定できるわけです．下痢による代謝性アシドーシスがある場合，尿酸性化能は正常なので，尿中に排泄されるNH_4^+を増加することができるため，尿 AG はマイナス値になります．一方，遠位尿細管性アシドーシスでは酸分泌能が障害されているので，NH_4^+を増やす

ことができず，尿 AG はプラス値となります．このように，尿 AG は AG 正常の代謝性アシドーシスの鑑別に有用です．

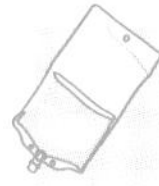

尿 AG による鑑別

- 尿AGが負→消化管からの重炭酸喪失(下痢)
- 尿AGが正→遠位尿細管アシドーシス

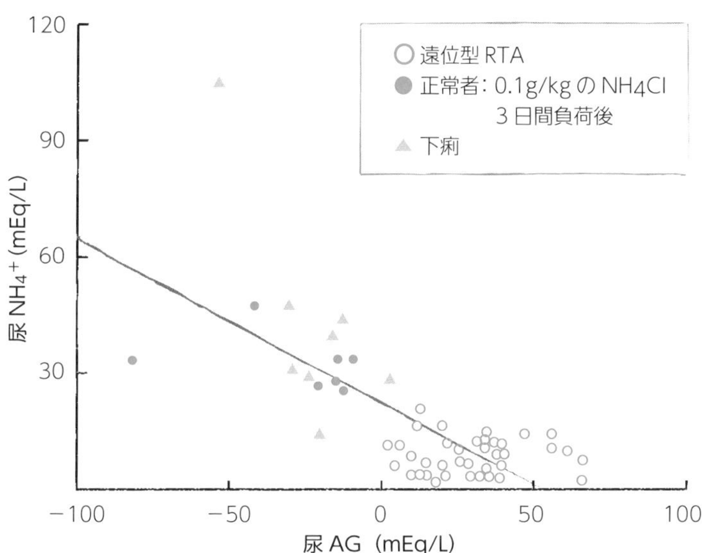

図 32 尿 NH_4^+ と尿アニオンギャップ（UAG）の関係[1]

症例を解く

尿 AG = −20 であること，病歴から，腸管からの腸液喪失に伴う AG 正常の代謝性アシドーシスが考えられます．

1) Batlle DC, Hizon M, Cohen E, Gutterman C, Gupta R. The use of the urinary anion gap in the diagnosis of hyperchloremic metabolic acidosis. N Engl J Med. 1988; 318(10): 594-9.

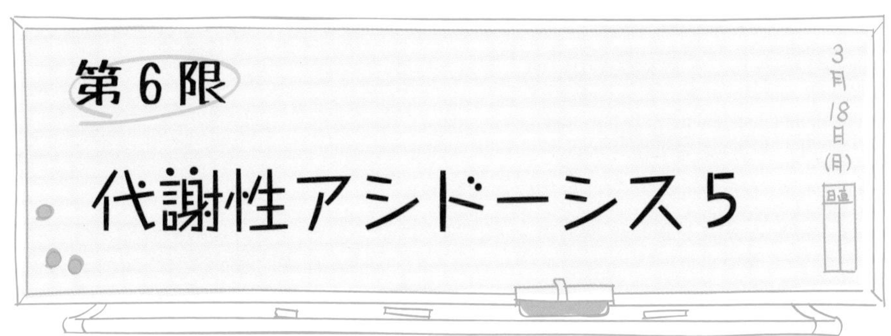

第6限
代謝性アシドーシス5
3月18日(月)
日直

47歳，女性．数年前から，四肢の脱力が時々あった．本朝より下肢のけいれんがあり，立ち上がりができなくなり，救急車で来院した．

血圧 98/52mmHg．

血液検査：Na 140mEq/L，K 2.1mEq/L，Cl 115mEq/L，BUN 20mg/dL，Cr 0.7mg/dL，血糖 100mg/dL．

動脈血ガス分析（自発呼吸，room air）：pH 7.27，PaO_2 95mmHg，$PaCO_2$ 27mmHg，HCO_3^- 12mEq/L．

尿検査：pH 6.5，蛋白（−），潜血（−），ケトン体（−），Na 70mEq/L，K 35mEq/L，Cl 79mEq/L

解析

Step 1：pH 7.27 なのでアシデミア．

Step 2：アシデミアのメイン要素は，代謝性アシドーシス（HCO_3^- 12mEq/L と低下している）．

Step 3：代謝性アシドーシスに対する代償では，予測 $\Delta PaCO_2 = (1 \sim 1.3) \times 12 = 12 \sim 15.6$，実測 $\Delta PaCO_2 = 13$ であり，代償の範囲内．

Step 4：AG = 13 であり，正常．

Step 5：AG 正常の代謝性アシドーシス．本症例は，尿 AG = 26 なので，腸管からの HCO_3^- の喪失ではなく，尿の酸性化障害と考えられます．

6-1 尿細管性アシドーシス

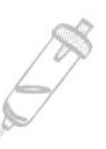

尿細管性アシドーシス（renal tubular acidosis; RTA）は，尿細管における HCO_3^- の再吸収障害または H^+ の尿細管腔への分泌障害によって尿酸性化が低下する病態で，AG 正常の代謝性アシドーシスとなります．RTA は 3 つに分けられます．(1) 近位尿細管における重炭酸再吸収障害による**近位型（II 型）RTA**，(2) 集合管での H^+ の排泄障害による**遠位型（I 型）RTA**，(3) 遠位型 RTA のうち，アルドステロン作用の低下が本体で遠位型 RTA とは異なり高 K 血症を生じる**高 K 血症型（IV 型）RTA** の 3 つです．

1 近位型（II 型）RTA

糸球体で濾過された HCO_3^- は，近位尿細管でほぼすべてが再吸収されますが，その再吸収が障害されて起こるのが，近位型 RTA です．HCO_3^- 以外にも，糖，リン酸塩，尿酸，アミノ酸などの再吸収障害を伴う，Fanconi 症候群になることが多いです．最も多い原因疾患が，単クローン性免疫グロブリン血症や多発性骨髄腫に伴う免疫グロブリン軽鎖による尿細管障害です．他には，炭酸脱水酵素阻害薬のアセタゾラミドや抗がん剤のイホスファミド，小児では遺伝性があります．

近位型 RTA では，尿細管での HCO_3^- の再吸収閾値が下がり（健常では 25mEq/L であるのが，16mEq/L といった具合に下がる），再吸収閾値を超えた分の HCO_3^- が再吸収できません．しかし，アシドーシスが進むと，血清 HCO_3^- 濃度が減り，濾過される HCO_3^- も減るため，HCO_3^- 再吸収閾値を下回り，HCO_3^- がすべて再吸収されるようになり，HCO_3^- の喪失が止まります．したがって，極端なアシドーシスにはならず，血清 HCO_3^- 濃度は 12-20mEq/L 程度です．遠位型に比べ，尿 pH は様々ですが，未治療の患者では，血清 HCO_3^- が再吸収閾値以下に下がっていて，HCO_3^- の喪失が止まっているので，尿 pH も 5.3 未満に下がっていることが多いです．しかし，アルカリ治療を行うと，再び，HCO_3^- が再吸収閾値を超えるので，HCO_3^- が尿中に漏れ出し，尿 pH が上昇します．

HCO_3^- が再吸収できず，遠位尿細管に運ばれるため，尿管腔の陰性荷電が増えるので，K の分泌が亢進し，低 K 血症になります．アルカリ治療を行うと，再吸収できない HCO_3^- が増え，低 K 血症が悪化します．

診断は，HCO_3^- を負荷したときの pH の上昇（7.5 以上）や，尿中への HCO_3^- の排泄増加（FE HCO_3^- ＞15%）で行います．

治療は，成人では，アシドーシスが進行性ではないことと，重炭酸ナトリウムの投与を行っても，尿中へ漏れ出してしまい，大量の投与が必要のため，治療は行いません．小児の場合は，成長に問題が生じるので，重炭酸ナトリウムの投与とカリウム補充を行います．

2 遠位型（I 型）RTA

集合管では，H^+ の排泄が起こりますが，その H^+ 分泌が障害されて起こるのが，遠位型 RTA です．

原因疾患として多いのは，成人では自己免疫性疾患（特に，シェーグレン Sjögren 症候群）です．小児では，特発性ないしは遺伝性のものが多いです．

高度のアシドーシスによる，骨からの Ca 流出の増加，尿細管での Ca 再吸収障害のため，高 Ca 尿症を伴うことが多いです．このため，骨軟化症，尿管結石が高頻度に出現します．

H^+ 分泌障害のため，アシドーシスは高度となり，血清 HCO_3^- 濃度は 10mEq/L 以下になることもあります．代謝性アシドーシスの場合，本来，尿 pH は低下し 5.3 未満となるはずですが，遠位型 RTA では尿 pH は常に 5.3 以上となります．

遠位型 RTA では，低 K 血症となり，時に重度で，筋力低下を伴うことがしばしばです．

治療は，クエン酸カリウム（1-2mEq/kg/日）を用いたアルカリ治療を行いますが，これにより，Ca バランスと K バランスは改善され，尿管結石も予防できます．

3 高 K 血症型（IV 型）RTA

高 K 血症型 RTA は低アルドステロン血症またはアルドステロンの作用障害で起こります．低アルドステロン血症として成人で一番多いのが，低レニン低アルドステロン血症で，これは，CKD，特に糖尿病性腎症にみられます．アルドステロンの作用障害は，K 保持性利尿薬による慢性尿細管間質性腎炎，稀なものとして，偽性低アルドステロン症でみられます．

アシドーシスの程度は軽度で，血清 HCO_3^- 濃度は 17mEq/L 以上です．

アルドステロン作用が障害されていますので，高 K 血症となります．

治療としては，フルドロコルチゾン（フロリネフ®）が有効ですが，高血圧，心不全，浮腫などでは使いにくいです．多くの場合，K 制限と利尿薬によって，治療します．

Footnote: RTA は報告された順番に，数字の番号がついていますが，I 型＝遠位，II 型＝近位となっていて，逆にして覚えてしまいがちですし，III 型が欠番になっていて，わかりにくいです．III 型は当初，I 型と II 型の合併と考えられていましたが，その後，I 型の重症型ということがわかりました．

表14 RTAのタイプ

	近位型RTA（II型）	遠位型RTA（I型）	高K血症型RTA（IV型）
障害メカニズム	近位尿細管でのHCO_3^-再吸収障害	集合管での尿分泌障害	低アルドステロン血症またはアルドステロン作用障害
主要な原因疾患	多発性骨髄腫，アセタゾラミド	シェーグレン症候群，高Ca尿症	CKD，糖尿病
尿アニオンギャップ	負	正	正
血清K濃度	低 アルカリ治療で低K血症は悪化する	低 アルカリ治療で低K血症は改善する	高
尿pH	一定しないが，未治療では<5.3のことが多い	>5.3	たいてい<5.3
重炭酸イオン濃度	通常12-20mEq/L	様々だが，<10 mEq/Lになりうる	>17mEq/L

6-2 慢性腎不全のときのアシドーシス

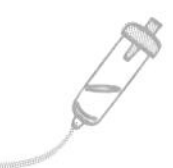

慢性腎不全においては機能ネフロンの数が減少していきますが，ネフロンあたりのアンモニア産生の増加によって，酸排泄を維持しています．しかし，GFR が 40-50mL/min を切るようになると，残存ネフロンによるアンモニウム産生増加でも，酸排泄処理が追いつかないようになります．その結果，体内に H^+ が蓄積し，代謝性アシドーシスとなります．高リン血症予防のために，リン制限，リン吸着薬を使うことも，滴定酸であるリン酸塩が減少して，酸排泄処理を阻害している可能性もあります．この段階では，AG 正常の代謝性アシドーシスになります．

一方，末期腎不全に近づくと，有機酸イオンが蓄積し，AG 増加型代謝性アシドーシスとなります．

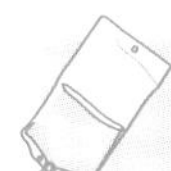

慢性腎不全のアシドーシス

はじめはAG正常の代謝性アシドーシス．
末期腎不全になると，AG増加型代謝性アシドーシス．

症例を解く

AG 正常の代謝性アシドーシス．低 K 血症，pH 6.5，重炭酸濃度も高度低下，尿 AG 26 であることから，遠位型尿細管性アシドーシスと考えられます．ドライアイ，う歯の多発を認め，シェーグレン症候群であることが明らかになりました．

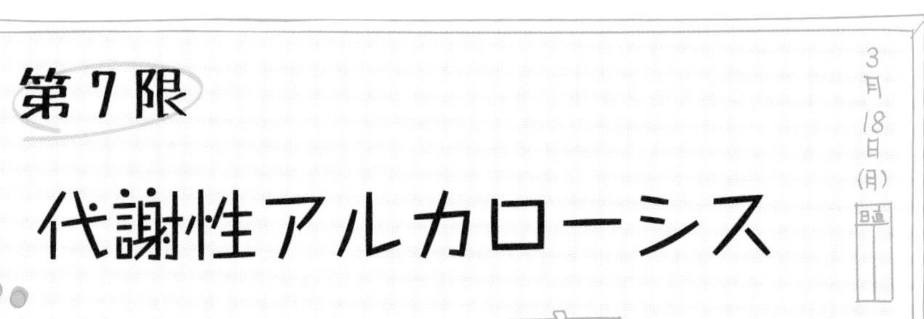

58歳，男性．1年前から高血圧で通院している．2年前から，膝に力が入らないと感じていた．2日前から両下肢の脱力感を自覚し，その後，悪化し，立つことさえできなくなったため救急車で搬送された．

血圧 194/112mmHg

血液検査：Na 141mEq/L，K 1.8mEq/L，Cl 90mEq/L．アルドステロン 27.1ng/dL（基準 5-10），レニン活性 0.1ng/mL/時間（基準 1.2-2.5）

動脈血ガス分析（自発呼吸，room air）：pH 7.52，$PaCO_2$ 50.3 mmHg，HCO_3^- 40mEq/L．

尿検査：pH 7.0，Na 73mEq/L，K 9.1mEq/L，Cl 70mEq/L．

解析

Step 1：pH 7.52 なのでアルカレミア．

Step 2：アルカレミアのメイン要素は，代謝性アルカローシス（HCO_3^- 40mEq/L と増加している）．

Step 3：代謝性アルカローシスに対する代償では，予測 $\Delta PaCO_2$ ＝（0.5 ～ 1）× 16 ＝ 8 ～ 16，実測 $\Delta PaCO_2$ ＝ 10.3 であり，代償の範囲内．

Step 4：AG ＝ 11 であり，正常．

Step 5：代謝性アルカローシス．

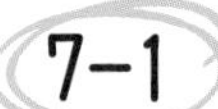

7-1 代謝性アルカローシスの病態

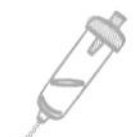

代謝性アルカローシスの病態においては，アルカローシスを生じる要因と，アルカローシスを維持する要因が必要です．

アルカローシスを生じる要因は，

- 腎臓からのH^+の喪失
- 消化管からのH^+の喪失
- H^+の細胞内への移動
- 重炭酸イオンまたは有機酸塩の投与
- 脱水（contraction alkalosis）

です．

アルカローシスを維持する要因は，

- 有効循環血漿量の減少（GFRの低下，Na保持のために，尿中へのHCO_3^-排泄が減少する）
- Cl欠乏（遠位尿細管でのHCO_3^-の再吸収が増加し，分泌が低下する）
- 低K血症（低K血症は，細胞内へのH^+の移動を促進する．遠位尿細管でのH-K-ATPaseを刺激することによって，H^+の排泄が促進する）
- 腎機能低下（尿中へのHCO_3^-排泄が減少する）

です．

7-2 代謝性アルカローシスの診断

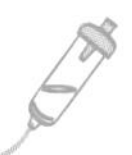

まず，病歴・薬歴を確認します．嘔吐，利尿薬の服用などが重要です．原因となる病歴が聞き出せなかったとしても，隠れて嘔吐している可能性，利尿薬を内服している可能性は考えておかなければなりません．

代謝性アルカローシスの鑑別においては，尿中Cl濃度が有用です．

尿Cl < 20mEq/Lでは有効循環血漿量の低下を考えます．

- 嘔吐
- 経鼻胃管からの胃液吸引
- 過去の利尿薬内服（利尿薬内服直後は尿Clが上昇する）

尿Cl > 40mEq/Lでは，ミネラルコルチコイド作用の過剰状態，または，ミネラルコルチコイド過剰状態に似た病態を考えます．

高血圧であれば，以下を考えます.

- レニン高値であれば，腎動脈狭窄，悪性高血圧，レニン産生腫瘍
- レニン低値・アルドステロン高値であれば，原発性アルドステロン症
- レニン・アルドステロン低値であれば，Cushing症候群，甘草，AME（apparent mineralocorticoid excess），Liddle症候群，副腎性器症候群，ステロイド投与

低血圧であれば，以下を考えます.

- Bartter / Gitelman症候群
- ループ利尿薬，サイアザイド利尿薬の内服
- 重度のK喪失（体液とは独立して，尿細管でのCl再吸収を障害する）

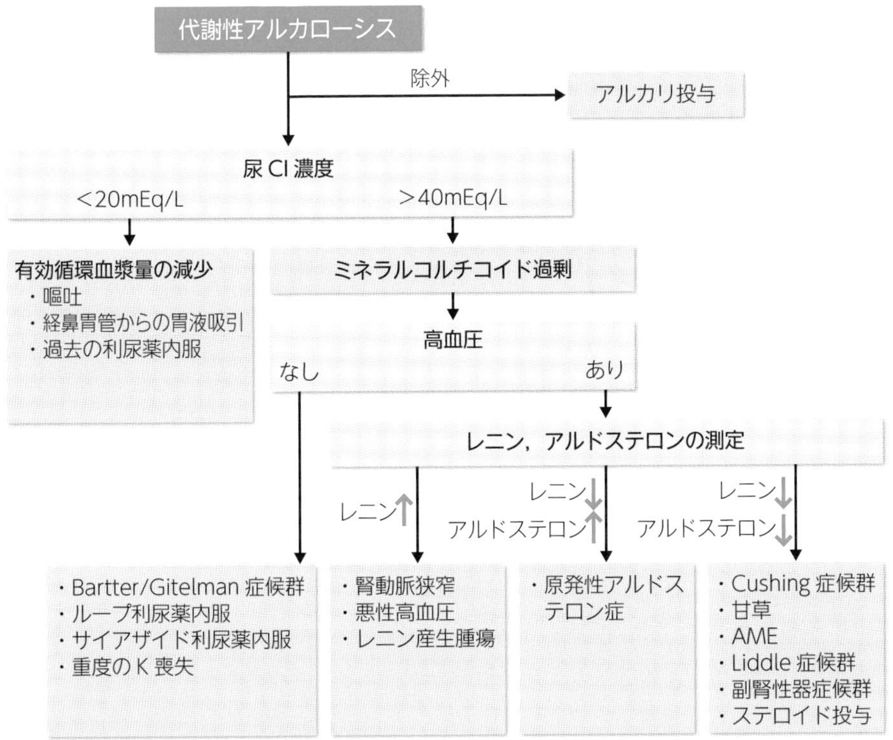

図 33 代謝性アルカローシスの診断

ミニレクチャー なぜ尿 Cl に着目するのか

代謝性アルカローシスの際には，細胞外液の欠乏があるかどうかの判定に，尿 Na を使わずに，尿 Cl を使うのはなぜでしょうか．細胞外液の欠乏は，尿細管での Na，Cl，水の再吸収を刺激します．しかし，その際に，代謝性アルカローシスだと，糸球体から濾過された HCO_3^- が再吸収閾値を超えることがあり，その場合，HCO_3^- が尿細管に残存し，HCO_3^- と同量の陽イオン Na^+ と K^+ とともに，尿中に排泄されます．したがって，このような場合，細胞外液の欠乏があるにもかかわらず，尿 Na 排泄は増加してしまいます．しかし，Cl の再吸収は影響を受けないため，代謝性アルカローシスでの細胞外液の欠乏の判定には，尿 Cl の方が有用なのです．

7-3 代謝性アルカローシスの治療

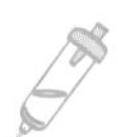

生体内では通常，過剰の酸が常に作られています．したがって，代謝性アルカローシスになったということは，電解質平衡異常などによって非常に特殊な状態が作り出されているということを意味します．つまり，代謝性アルカローシスそのものを治療しようとするのは間違いです．原因をみつけ，それを治療することを基本とします．

症例を解く

高血圧を認め，尿 Cl 70mEq/L のため，ミネラル・コルチコイド作用の過剰を考えます．本症例ではレニン低値，アルドステロン高値より，原発性アルドステロン症を考えます．

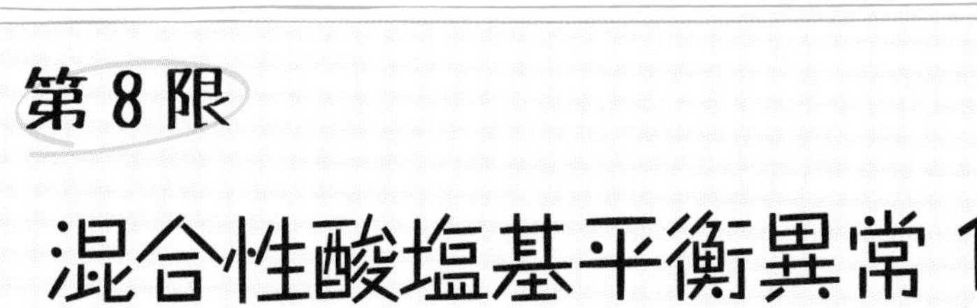

第8限
混合性酸塩基平衡異常 1

58歳, 男性. アルコール依存症であった. 1カ月前から風邪気味で, 数日前から食事をとれず, 本朝, 部屋で倒れているところを家族に発見され, 救急車で搬送された.

血圧 67/38mmHg, 脈拍 124/分, 呼吸数 22回/分, 体温 34.8度.

よびかけても返答は不明瞭. 四肢末梢にチアノーゼあり.

血液検査: Na 135mEq/L, K 3.8mEq/L, Cl 98mEq/L.

動脈血ガス分析（自発呼吸, 酸素マスク 10L/min）: pH 7.29, PaO_2 181mmHg, $PaCO_2$ 14.2mmHg, HCO_3^- 6.7mEq/L.

解析

Step 1: pH 7.29 なのでアシデミア.

Step 2: アシデミアのメイン要素は, 代謝性アシドーシス（HCO_3^- 6.7mEq/L と低下している）.

Step 3: 代謝性アシドーシスに対する代償では, 予測 $\Delta PaCO_2$ = （1 ～ 1.3）× 17.3 = 17.3 ～ 22.5, 実測 $\Delta PaCO_2$ = 25.8 であり, 代償性換気以上の過換気（呼吸性アルカローシス）を認める.

Step 4: AG = 30.3 であり, AG 増加型代謝性アシドーシス. Δ AG = 18.3, ΔHCO_3^-=17.3 でほぼ等しい.

Step 5: AG 増加型代謝性アシドーシス＋呼吸性アルカローシス.

症例を解く

AG 増加型代謝性アシドーシス＋呼吸性アルカローシスという組み合わせを起こす病態は，敗血症かアスピリン中毒が代表的です．本症例でも，敗血症を疑って，原因検索を行いました．本症例は，アルコール依存症患者に発症したウェルシュ菌による敗血症でした．

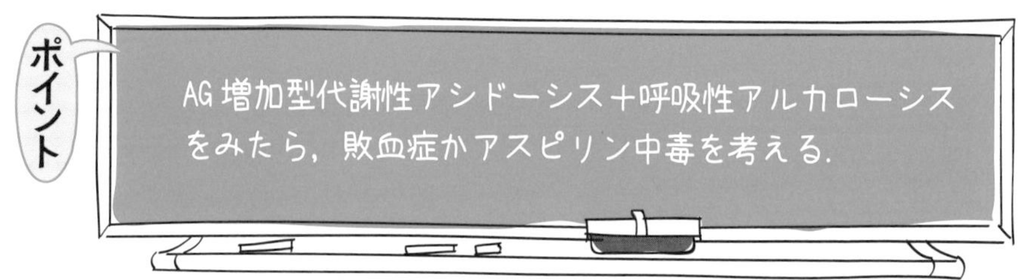
ポイント
AG 増加型代謝性アシドーシス＋呼吸性アルカローシス
をみたら，敗血症かアスピリン中毒を考える．

第9限

混合性酸塩基平衡異常2

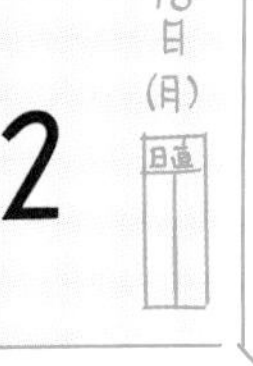

43歳，男性．悪心・嘔吐，呼吸困難，難聴を訴えて，救急外来を受診．1週間前から，感冒様症状があり，この2日間は食べられず，嘔吐が続いた．普段1日6～7本のビールを飲んでいるが，ここ数日は飲んでいない．1人暮らしで，家主から風邪薬をもらって飲んだという．

血圧110/70mmHg，脈拍数100/分，呼吸数36回/分，体温38.3度．身体所見では特に異常を認めない．

血液検査：Na 144mEq/L，K 3.1mEq/L，Cl 100mEq/L．

動脈血ガス分析（自発呼吸，room air）：pH 7.38，PaO_2 115 mmHg，$PaCO_2$ 14mmHg，HCO_3^- 8mEq/L．

尿検査：ケトン体3+，糖（−）

解析

Step 1：pH 7.38なので中性．しかし，HCO_3^-の低下，$PaCO_2$の低下もあり，代謝性アシドーシス，呼吸性アルカローシスが存在していると考えられる．

Step 2：代謝性アシドーシス（HCO_3^- 8mEq/Lと低下している），呼吸性アルカローシス（$PaCO_2$ 14mEq/Lと低下している）が存在する．

Step 3：代謝性アシドーシスに対する代償では，予測$\Delta PaCO_2$ =（1～1.3）× 16 = 16～20.8，実測$\Delta PaCO_2$ = 26であり，呼吸性代償の範囲を超えており，呼吸性アルカローシスが合併している．

Step 4：AG = 36であり，増加．Δ AG = 24，ΔHCO_3^- =16で，Δ AG > ΔHCO_3^-なので，代謝性アルカローシスも存在する．

Step 5：AG 増加型代謝性アシドーシス＋呼吸性アルカローシス＋代謝性アルカローシス．

9-1 アスピリン中毒

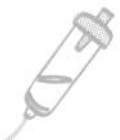

代謝性アシドーシスと呼吸性アルカローシスを合併したときに，まず考えるのは，アスピリン（アセチルサリチル酸）中毒か，敗血症です．本症例は，家主の証言から，アスピリン中毒であることがわかった症例です．

アセチルサリチル酸は体内で速やかにサリチル酸に代謝され，ミトコンドリアでの酸化的リン酸化を阻害するなどして，乳酸またはケト酸などの産生を増加させ，AG 増加型代謝性アシドーシスを引き起こします．また，サリチル酸は延髄の呼吸中枢を直接刺激することで早くて換気量の大きな呼吸となり，呼吸性アルカローシスを引き起こします．

本症例では，代謝性アルカローシスを合併していますが，これは，おそらく嘔吐があったためと思われます．

9-2 ΔAG と ΔHCO_3^-

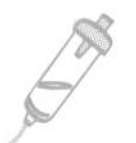

AG 増加型の代謝性アシドーシスでは，AG が増加した分だけ，HCO_3^-は減少します．つまり，ΔAG ≒ ΔHCO_3^-となっています．

ΔAG とΔHCO_3^-に大きな解離がある場合には，他の酸塩基平衡異常の合併を考えます．

ΔAG ＞ΔHCO_3^-なら代謝性アルカローシスの合併を考えます．

ΔAG ＜ΔHCO_3^-なら AG 正常の代謝性アシドーシスの合併を考えます．

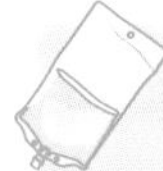

ΔAG とΔHCO_3^-

ΔAGとΔHCO_3^-に大きな解離がある場合には，他の酸塩基平衡異常の合併を考えます．

- **ΔAG＞ΔHCO_3^-なら代謝性アルカローシスの合併**
- **ΔAG＜ΔHCO_3^-ならAG正常の代謝性アシドーシスの合併**

ミニレクチャー 静脈血液による血液ガス分析

換気，酸素化の評価が必要な場合は動脈血液による血液ガス分析が必要ですが，酸塩基平衡だけを調べたい場合は静脈血による血液ガス分析でも可能です．

・pH に関しては，静脈血は動脈血より 0.036（0.030-0.042）低い．
・HCO_3^-に関しては，静脈血は動脈血より 1.5mEq/L（1.3-1.7）高い．
・$PaCO_2$ に関しては，静脈血は動脈血より 6.0mmHg（5.0-7.0）高い．

テーマ 05

輸液の考え方

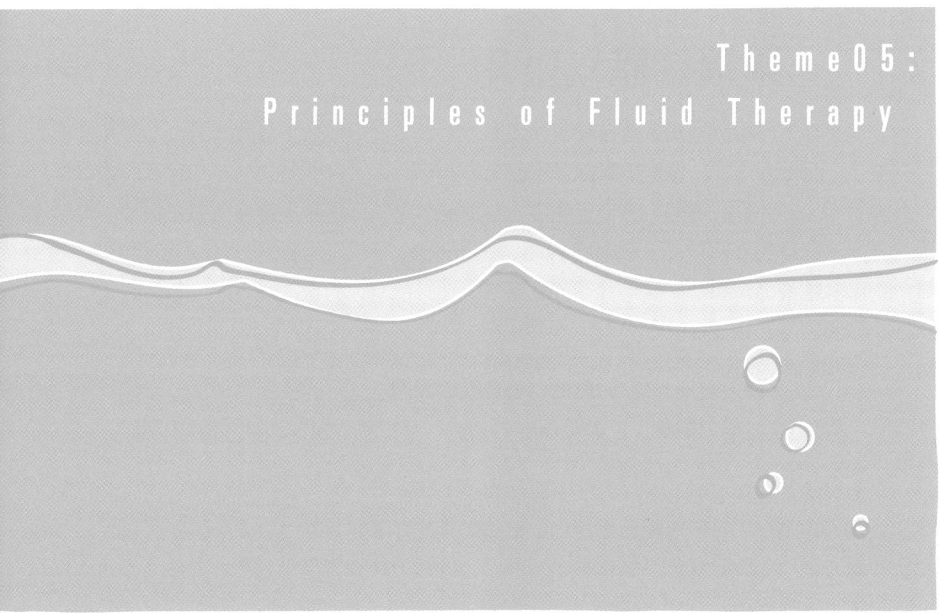

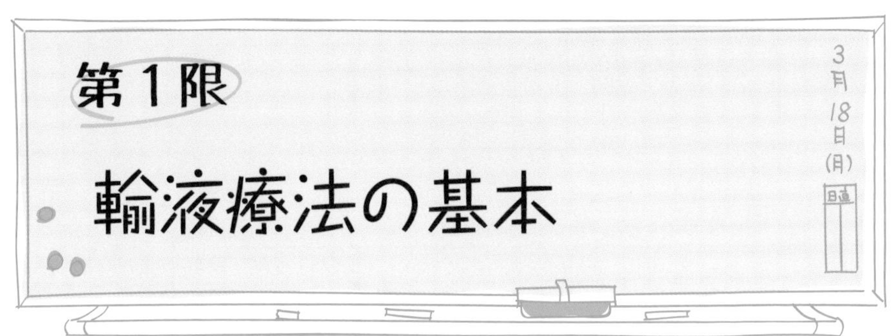

1-1 輸液は難しい？

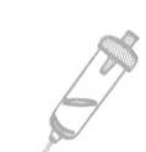

健康な人の場合，輸液量を間違っても，たいていの場合，腎臓が何とか整えてくれます．したがって，日常の臨床の場面でも，それほど神経質になりすぎる必要はありません．しかし，高齢の方や重病の方や腎臓そのものの調節能が落ちているような患者さんでは話が別です．これらの患者さんでは，腎臓の調節能力が落ちているので，正確な輸液の知識が必要になってきます．

輸液の話としては，

- 「どんな輸液製剤を使うか」という「質」の問題
- 「どのくらいの量を，どのくらいのスピードで使うか」という「量」の問題

があります．

輸液製剤は，とても覚えきれないほどの種類があります．しかし，本当に覚えて使う輸液は，5つで何とかなります．少ない種類の輸液製剤をきちんと使えるようになりましょう．

「量」は，なかなか「正解」がないものです．たくさんの推定式などが教科書には載っていますが，所詮，それらは推算式であって，患者さんの個々の状況すべてに対応できるものではありません．大事なのは，フィードバックです．投与量をしっかり計算したとしても，所詮，投与量は推定に基づくものですから，誤差も積もれば，大きな問題になります．患者さんの状態，データをみて，きめ細やかに再調整していくことが実践的といえます．

1-2 2+3の輸液製剤を覚える

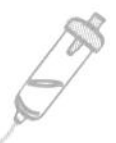

薬の本をみると，輸液製剤の中心となる電解質輸液製剤だけでも，50 以上の製剤が記載されています．これだけの製剤がならんでいると，いったいどれを使えばよいのかわからなくなってしまいます．製剤を使い分けるためには，輸液製剤の成分を知っている必要がありますが，あなたは，よく使われるソリタ T3 号輸液® の成分（Na 35mEq/L，K 20mEq/L，Cl 35mEq/L，ブドウ糖 4.3%）をきちんといえるでしょうか？

実は，多くの輸液製剤は，基本的には，水と NaCl とブドウ糖の混ぜ方が違うだけで，そこに K やアルカリ化剤などが追加されているだけです．米国では，ソリタのようなできあいの輸液製剤はなく，基本的には生理食塩水と 5%ブドウ糖液を，病態にあわせて，適切な割合で混ぜて主治医が作成しているようです．したがって，自分が自信を持って使える輸液製剤をマスターして使いこなせばよいと思います．具体的には，5 つ覚えれば，日常的には困らないと私は考えています．

絶対にはずせないのが，基本製剤 2 つ

- **生理食塩水**
- **5%ブドウ糖液**

実際に使うことが多い汎用製剤 3 つ

- **ソリタT3号輸液®（3号液）**
- **ラクテック注®（乳酸リンゲル液）**
- **ソリタT1号輸液®（1号液）**

以上 5 つをまず，使いこなすことをおすすめします．そのかわり，この 5 つは，各成分の濃度まで覚えて下さい．

表 15 覚えるべき 2+3 の輸液製剤の組成

	電解質（mEq/L）					ブドウ糖
	Na	K	Ca	Cl	乳酸	
生理食塩水	154	0	0	154	0	0
5%ブドウ糖液	0	0	0	0	0	5 %
1号液（ソリタT1号輸液®）	90	0	0	70	20	2.6%
3号液（ソリタT3号輸液®）	35	20	0	25	20	4.3%
乳酸リンゲル液（ラクテック注®）	130	4	3	109	28	0

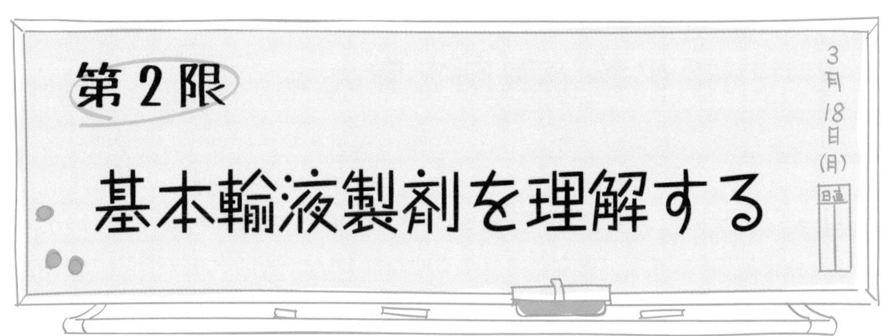

第2限
3月18日(月)
日直
基本輸液製剤を理解する

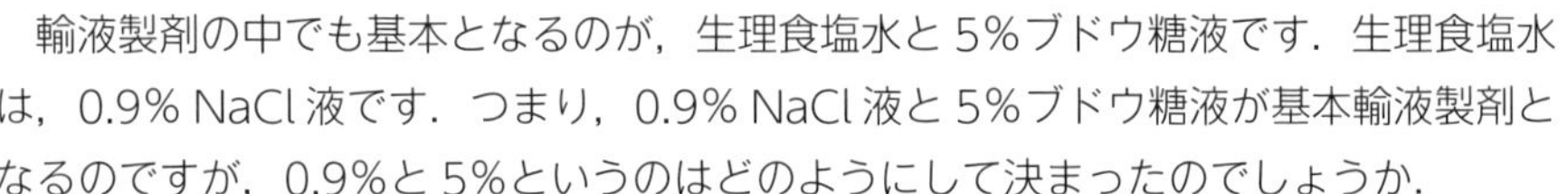

2-1 輸液の基本製剤は生食と5%ブドウ糖液

輸液製剤の中でも基本となるのが，生理食塩水と5%ブドウ糖液です．生理食塩水は，0.9% NaCl液です．つまり，0.9% NaCl液と5%ブドウ糖液が基本輸液製剤となるのですが，0.9%と5%というのはどのようにして決まったのでしょうか．

基本製剤として，水そのものは，ダメなのでしょうか．蒸留水という輸液製剤もありますが，直接，点滴静注してはいけません．もし，蒸留水をそのまま点滴静注したら，蒸留水は浸透圧ゼロですから，赤血球の中に，水が大量に流れ込み，溶血が起こってしまいます．

溶血を起こさないために，輸液製剤は，血清浸透圧に近く調整されています（高浸透圧には，比較的強いので，3倍くらいまでの高浸透圧の製剤は存在します）．等浸透圧にするための濃度が，NaCl液なら0.9%，ブドウ糖液なら5%ということになります．

さて，等浸透圧ということは，血清の浸透圧と同じということですが，血清の浸透圧はいくつでしょうか？浸透圧を推定する式に，

$$\text{血清浸透圧} = 2\text{Na} + \frac{\text{Glucose}}{18} + \frac{\text{UN}}{2.8}$$

というのがありますが，この式でわかるように，血清浸透圧に最も寄与が大きいのが，Naですから，血清浸透圧≒2Naです．そう考えれば，血清浸透圧は，だいたい280mOsm/kgちょっと，というのが想像できると思います．実際の血清浸透圧は，285-295mOsm/kgです．

1 生理食塩水

先ほどお話ししたように，生理食塩水は，0.9% NaCl 液です．ということは，生理食塩水には，何 mEq/L の Na が入っているでしょうか？ NaCl の分子量は 58.5 なので，1g の NaCl は 1/58.5 = 0.01709mol ≒ 17mmol となります．「**1g の NaCl は Na 17mEq**」というのは，今後，臨床をしていく上で，是非とも覚えておいて下さい．0.9%ということは，1 リットルに 9g の NaCl = 9 × 17 = 153mEq（小数点以下の計算の問題で，実際には 154mEq）の Na と Cl が溶けていることになりますので，生理食塩水の組成は，Na 154mEq/L，Cl 154mEq/L になります．

生理食塩水の組成は，Na 154mEq/L，Cl 154mEq/L ということは，そのまま，生理食塩水の浸透圧を計算すると 308mOsm/kg になってしまい，血漿浸透圧と随分差がありますが，これはどういうことでしょうか．この濃度における NaCl の解離係数は，0.93 なので，308 × 0.93 = 286mOsm/kg ということで，血漿浸透圧と一致しています．

2 5%ブドウ糖液

5%ブドウ糖液とは，水 1 リットル中に 50g のブドウ糖（分子量 180.16）が存在し，その浸透圧は 278mOsm/kg で，ほぼ等浸透圧です．したがって，蒸留水と違って，溶血は起こしません．しかし，投与されたブドウ糖は体内で代謝されて水と炭酸ガスになるため，5%ブドウ糖液を投与することは「水」を投与したのと同じ意味合いになります．輸液製剤としての，5%ブドウ糖液は，溶血を起こさない「水」と考えるのがよいでしょう．

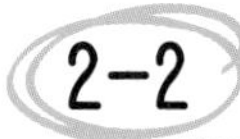

2-2 輸液はどこに行くか？

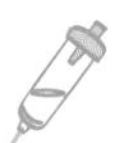

生理食塩水と5%ブドウ糖液はどのように使い分けていけばよいのでしょうか？

2つの輸液製剤の，大きな違いは，輸液したものが体のどこに分布するかが違うということです．ちょっと，ここで，体液のコンパートメントを復習しておきましょう．

総体液量は，体重の60%．そのうち，細胞内液と細胞外液が2：1に分かれ，それぞれ，40%，20%です．また，細胞外液は，間質と血漿の3：1に分かれるので，それぞれ，15%と5%となります．

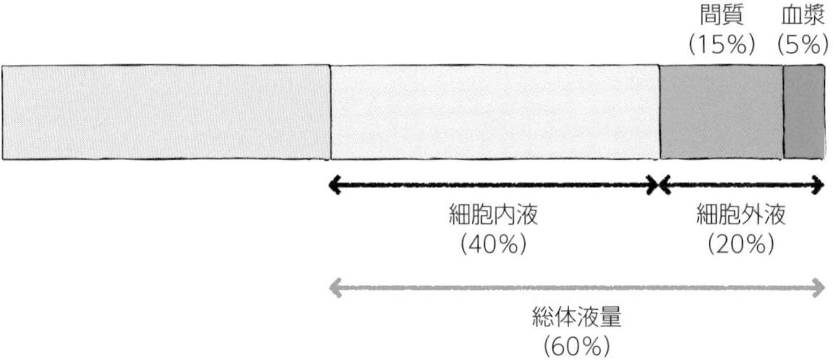

図34 体液のコンパートメント

通常，輸液の投与は，血管内に行いますので，いったんは，輸液製剤の全量が血管内に入りますが，血管内→間質→細胞内液へと広がっていきます．

血管内と間質を隔てる血管壁は，アルブミンなどの蛋白質は通しませんが，電解質や水は通します．間質と細胞内液を隔てる細胞膜は，脂質二重膜で，電解質が自由に通過できませんが，膜に存在する，様々なチャネルやトランスポーターを介して，電解質に対しては選択的な透過性を示します．Na の場合，細胞内濃度が高くならないように，Na-K-ATPase が Na を汲み出していますので，実質的に，Na は細胞内に入れません．一方，水は，血管，間質，細胞内と自由に移動することができます．

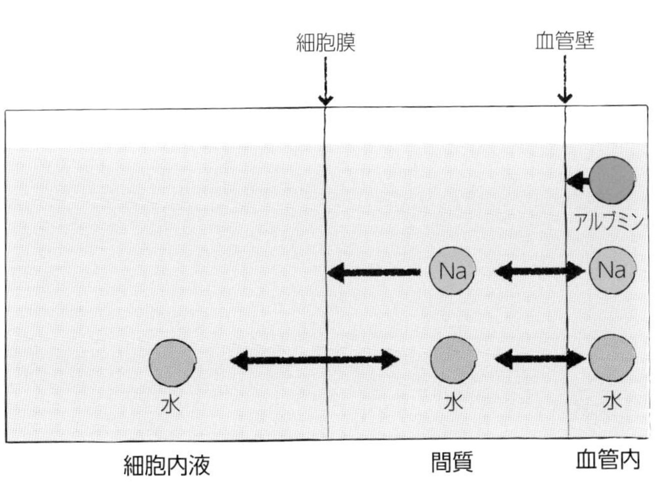

図 35 コンパートメント間の物質移動の制限

以上の基礎知識をもとにすると，輸液製剤を投与した後，輸液成分が，どのように分布するのかがわかります．アルブミンなどは，血管壁を通ることができませんから，アルブミン液などの膠質液 1L を点滴した場合，1L 全てが血管内に残ります．つまり，血管内脱水においては，もっとも効率よく，治療効果を発揮するわけです．ただし，コストなどのことを考えると，実際にアルブミンを使う場面はかなり限られます．

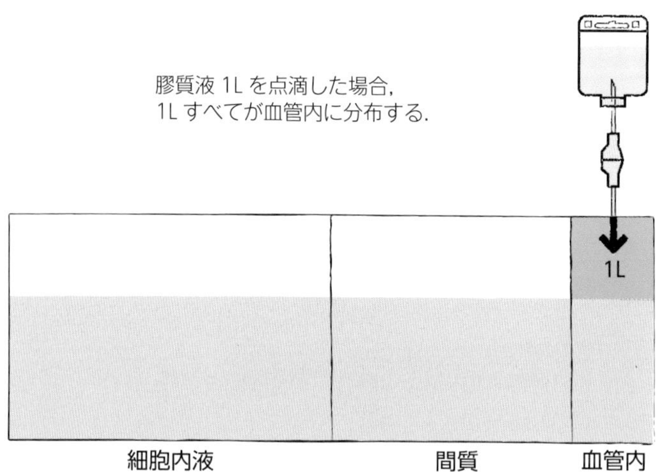
膠質液 1L を点滴した場合，
1L すべてが血管内に分布する．
1L
細胞内液
間質
血管内

図 36 アルブミンなどの膠質液の場合

生理食塩水に関しては，血管から間質までは分布できるのですが，細胞内に入っていくことができませんから，生理食塩水 1L を点滴した場合，1L が細胞外液に分布します．血管内に分布するのは，このうち 1/4 の約 250mL ということになります．

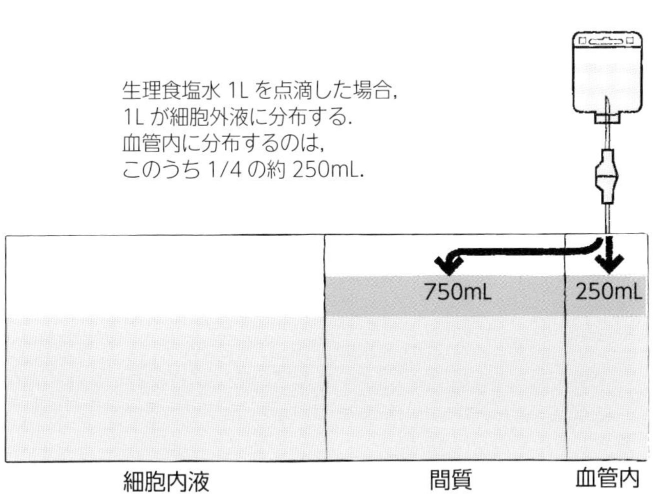

図 37 生理食塩水の場合

5%ブドウ糖液の場合，体内に入るとすぐに代謝され，「水」として振る舞いますから，5%ブドウ糖液 1L を点滴した場合，すべての分画に分布します．血管内に分布するのは，1/12 の 83mL のみになります．

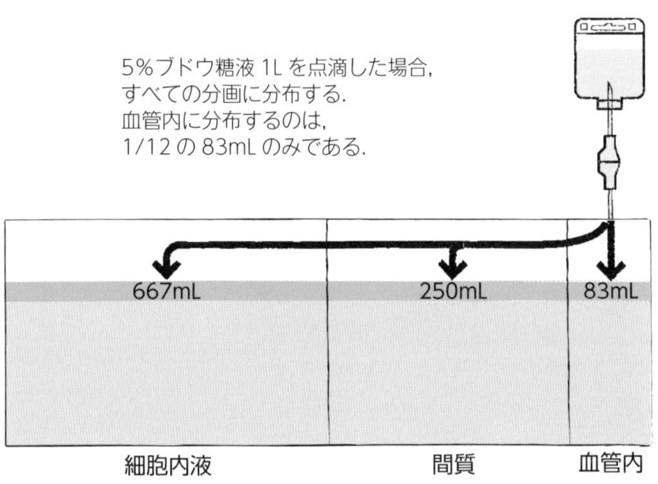

図 38 5%ブドウ糖液の場合

このように生理食塩水と 5%ブドウ糖液は同じ量を投与しても，血管内に残る量には 3 倍もの差（生理食塩水は血管内に 250mL 残るが，ブドウ糖液は 83mL しか残らない）があるのです．したがって，生理食塩水は主に細胞外脱水の治療に向くといえます．一方，5%ブドウ糖液は主に細胞内脱水の治療に向くといえます．

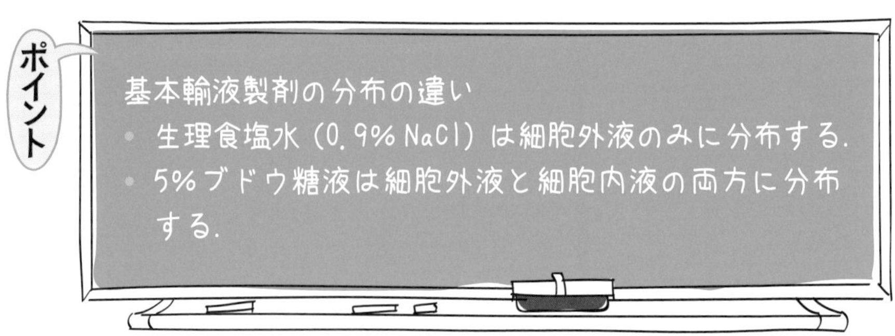

ポイント
基本輸液製剤の分布の違い
• 生理食塩水（0.9% NaCl）は細胞外液のみに分布する．
• 5%ブドウ糖液は細胞外液と細胞内液の両方に分布する．

ミニレクチャー 希釈性アシドーシス

生理食塩水を大量に輸液すると，希釈性アシドーシス（高 Cl 性アシドーシス）を生じるといわれています．しかし，不思議なのは，中性の生理食塩水を投与して，なぜ，アシドーシスが生じるかということです．

和田先生の論文によれば，等張食塩水，5％マンニトール液，5％ブドウ糖液を大量にイヌに静脈内注射を行ったところ，いずれも，代謝性アシドーシスを起こすことがわかりました[1)]．つまり，希釈性アシドーシスというのは，本質的なアシドーシスというよりは，急激に静脈内に輸液が投与された結果，投与された水が排泄しきれない場合に，一過性に HCO_3^- が希釈されているだけであり，このような現象を起こすのは，生理食塩水に限らないということです．

1) Asano S, Kato E, Yamauchi M, Ozawa Y, Iwasa M. The mechanism of acidosis caused by infusion of saline solution. Lancet. 1966; 1(7449): 1245-6.

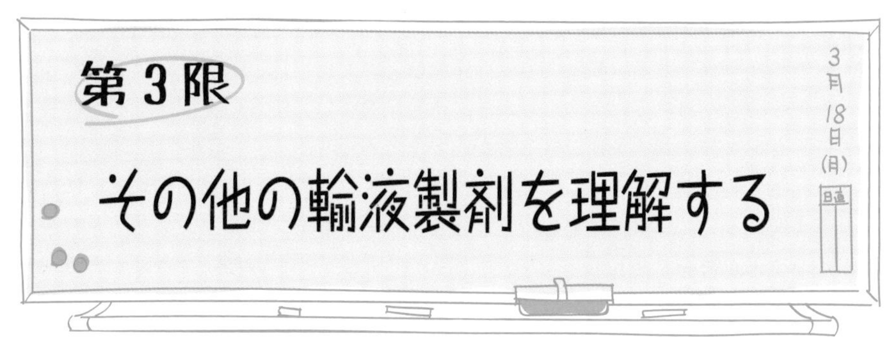

3-1 イントロ

これから，それぞれの輸液製剤の特徴について説明していきます．
輸液製剤は，

- 血漿増量剤＝膠質液
- 生理食塩水の仲間（細胞外液補充液）
- 5%ブドウ糖液
- 生理食塩水と5%ブドウ糖液を混ぜたものたち

に分けられます．

3-2 血漿増量剤

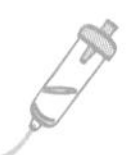

表 16 血漿増量剤の組成

成分	製品名	膠質	電解質（mEq/L）				
			Na	K	Ca	Cl	乳酸
デキストラン40	低分子デキストランL注®	10% デキストラン40	130	4	3	109	28
HES（ヒドロキシエチルデンプン）	ボルベン6%®	6% HES	154			154	

デキストランはブドウ糖がα-1,6 結合した多糖類であり，デキストラン 40 は平均分子量が 4 万になっています．HES はデンプンがα-アミラーゼにより分解されな

いように，ブドウ糖の6位の水酸基をヒドロエチル化した多糖類で，平均分子量7万のものが使用されています．また，ここには書きませんが，血液製剤であるアルブミンは，膠質液の代表です．

さきほど説明したように，膠質液は投与すると，すべてが血管内に残りますので，血管内のボリュームを増やすには最も効果的です．そのため，血漿増量剤とよばれています．

血漿増量剤，特に，アルブミンは，生理食塩水に比べると非常に高価であること，また，生理食塩水に比較して，患者の予後を改善する効果は否定されている（特にHESは腎障害の有害事象が多いと指摘されている）ため，臨床の現場で使われることは少ないです．しかし，血液透析の際など，特定の場面では，血圧を維持する目的で，アルブミンが使われることがあります．

3-3 細胞外液補充液

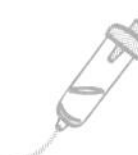

生理食塩水は，「生理」と名がつくものの，成分としては，NaとClしか入っていません．より血清組成に近づけるためにKとCaを配合したものが，「リンゲル液」です．「リンゲル液」は，実験などでは，よく耳にした言葉ですが，日本の臨床現場では，あまり使われていません．「リンゲル液」を大量に投与した場合の希釈性アシドーシスを避けるためにアルカリを配合したのが，「乳酸リンゲル液」です．このように，徐々に，血清成分に近づけるように，製剤が開発されてきたという歴史があります．生理食塩水，リンゲル液，乳酸リンゲル液は，投与後，細胞外液に分布するので，細胞外液補充液とよばれています．

表17 細胞外補充液の組成

	電解質（mEq/L）				
	Na	K	Ca	Cl	アルカリ
生理食塩水	154			154	
リンゲル液	147	4	5	156	
乳酸リンゲル液（ラクテック注®）	130	4	3	109	lactate 28
血清	142	4	5	103	HCO_3^- 27

乳酸リンゲル液には，糖を加えた製剤や，アルカリ化剤として，乳酸塩の代わりに，酢酸塩や重炭酸塩を用いた製剤など多様なものがありますが，使い分けについてエビデンスがはっきりあるわけではないので，代表的なラクテックだけ覚えればよいでしょう．また，乳酸リンゲル液に，ブドウ糖などの糖を加えたのが，糖加乳酸リンゲル液です．

表 18 乳酸リンゲル液と糖加乳酸リンゲル液の組成

成分	製品名	電解質（mEq/L）					糖
		Na	K	Ca	Cl	アルカリ	
乳酸リンゲル液	ラクテック注®	130	4	3	109	lactate 28	
	ソルアセトF輸液®	130	4	3	109	acetate 28	
	ビカネイト輸液®	130	4	3	109	bicarbonate 28	
糖加乳酸リンゲル液	ラクテックG輸液®	130	4	3	109	lactate 28	ソルビトール 5%
	ソルアセトD輸液®	130	4	3	109	acetate 28	ブドウ糖5%
	フィジオ140輸液®	130	4	3	109	acetate 28	ブドウ糖1%

ビカネイト輸液は Mg^{2+} 2mEq/L，$Citrate^{3-}$ 4mEq/L を含む．
フィジオ 140 輸液は Mg^{2+} 2mEq/L，$Gluconate^{-}$ 3mEq/L，$Citrate^{3-}$ 6mEq/L を含む．

生理食塩水と乳酸リンゲル液の使い分けですが，現実問題としては，大きな差はないと考えられています．ただし，乳酸リンゲル液にはKが入っていることが問題となることがあります．また，短時間に大量の生理食塩水を投与すると，希釈性の高Cl性アシドーシスをきたす（大量の重炭酸を含まない生理食塩水のために血中の重炭酸濃度が低下する）ことがあるので，ショックなどで大量の輸液が必要な場合は，乳酸リンゲル液がよいとされています．

3-4 1号液～4号液

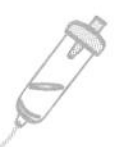

1号液～4号液について，説明をします．日本にしかない1号液～4号液は，日本の輸液療法をお手軽にした側面もありますが，医者が何も考えなくしてしまったという負の側面もあります．

表19 1号液～4号液の組成

分類	製品名	電解質（mEq/L）				ブドウ糖	その他
		Na	K	Cl	乳酸		
1号液	ソリタT1号輸液®，ソルデム1輸液®	90		70	20	2.6%	
2号液	ソリタT2号輸液®	84	20	66	20	3.2%	P 10mmol/l
3号液	ソリタT3号輸液®，ソルデム3A輸液®	35	20	35	20	4.3%	
4号液	ソリタT4号輸液®	30		20	10	4.3%	

- 1号液は開始液
- 2号液は脱水補給液
- 3号液は維持液
- 4号液は術後回復液

という名前がついています．

元々，ソリタ方式は東大の小児科で生まれた輸液技術で，本来のソリタ方式は，

> まず，脱水患者に1号液を尿量が30mL/時間以上になるまで継続します．その後，尿量が30mL/時間以上になった場合には，低張性脱水ならば2号液，高張性脱水ならば3号液に変更する

というものです．

しかし，このソリタ方式は，かならずしも現在正しいわけではありません．現状に即したものとしては，

- 1号液は開始液として使うことがある．
- 3号液は維持輸液としてよく使われる．
- 2号液と4号液は使わない．

と考えるのがよいでしょう．特に，4号液は術後回復液としては適していませんので，注意して下さい．

1号液と3号液ですが，これは，生理食塩水と5%ブドウ糖液の混ぜ方の違いと考えるとわかりやすいです．

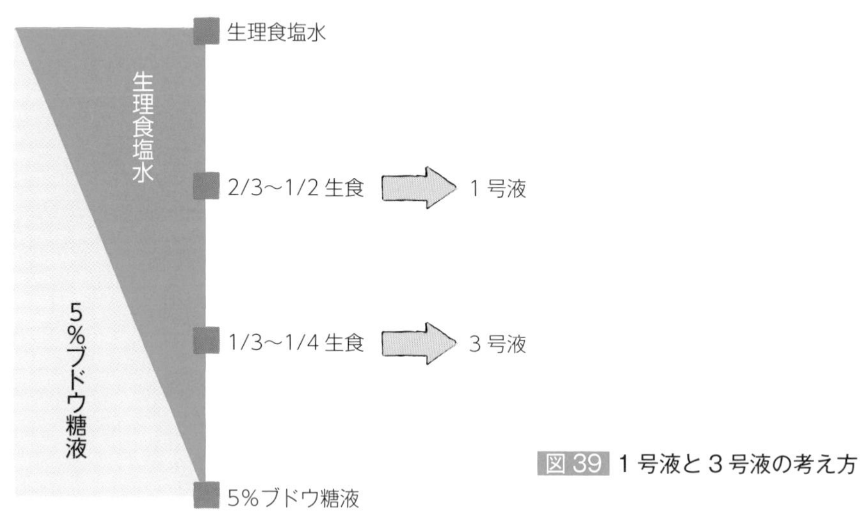

図 39 1号液と3号液の考え方

3-5 3号液がなぜ維持液とよばれるのか 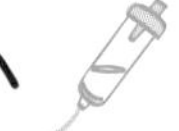

私が学生の時に，外科系の病棟実習で，「維持輸液は3号液4本」と教わりました．その当時，なんでそうなるのか，自分でいろいろ調べた記憶があります．3号液の成り立ちを考えるにあたって，維持輸液について考えてみましょう．

1 水の維持量

人間の体を維持するのに必要な水の量を考えてみましょう．健康な人の1日の水の In-Out は以下のようになります．

健康な人の場合，飲水量に対して，腎臓がかなりの幅で対応できますが，仮に，飲水 1500mL，食事中の水分 1000mL の場合を考えてみましょう．In として忘れてはいけないものとして，人間の体では，代謝の反応が起こる際に，代謝水 200mL 程度（成人で 5mL/kg/日）が生成されます．

一方，Out としては，汗 300mL の他に，不感蒸泄があって，これは，皮膚での蒸発や呼気中への水分の蒸発分です．成人だと，約 900mL（15mL/kg/日で，体温 1℃上昇ごとに 15%増加）．ここでは，便中の水分を 100mL としておきましょう．

In と Out が釣り合うように尿量が決まりますので，この場合，尿量＝ 1400mL ということになります．

表 20 健康な人の 1 日の水の In-Out

In		Out	
飲水	1500mL	尿	1400mL
食事中の水分	1000mL	便	100mL
代謝水	200mL	汗	300mL
		不感蒸泄	900mL

さて，禁飲食で，平熱で汗がないと考えると，どうなるでしょうか．In としては，飲水と食事中の水分が 0 になりますが，代謝水は残ります．Out に関しては，便と汗はなくなっても，不感蒸泄は残ります．また，尿は，禁飲食であれば，ゼロとしたいところですが，人間の体から出る老廃物を排泄するのに最低 500mL の尿量が必要です．特に，病気の方の場合や高齢者では，尿濃縮力障害がある場合もあり，1000 ～ 1500mL 程度の尿量を見込むのが無難です．ということで，In と Out を合わせるために，1 日に 1700 ～ 2200mL の水分を輸液として入れないと脱水になっていくということです．ということで，**約 2000mL が水の 1 日維持量として必要**なことがわかると思います．

表 21 禁飲食の人の 1 日の水の In-Out

In		Out	
飲水	0	尿	最低500mL. できれば，1000-1500mL
食事中の水分	0	便	0
代謝水	200mL	汗	0
輸液	?	不感蒸泄	900mL

In-Outが合うようにすると，輸液は1700 ～ 2200mLということになる．

2 Na の維持量

それでは，この 2000mL をすべて，生理食塩水で投与するとどうなりますか？生理食塩水 500mL のボトルには，4.5g の食塩が含まれている（0.9% NaCl ですから）ので，4 本だと，なんと，18g になってしまいます．日本人の 1 日の NaCl 摂取量は 10g．高血圧学会の治療指針で高血圧患者に推奨されているのは 1 日 6g ですので，さすがに多すぎますね．4 本のうち，せいぜい 1 本を生理食塩水，残りの 3 本を 5% ブドウ糖液にするのが無難でしょう．つまり，**Na の維持量としては，生理食塩水 500mL1 本（Na 75mEq，食塩 4.5g）が 1 日量として無難な量**であるといえます．

3 K の維持量

一方，K も，投与しないと K 欠乏となります．K.C.L 注射液 1 アンプル（K 40mEq）が 1 日維持量として無難な量です．

4 無難な維持輸液

維持輸液として無難な量をまとめると，次のようになります．

水分 2000mL のうち，1 本（= 500mL）を生理食塩水（= 75mEq）とし，3 本（= 1500mL）を 5%ブドウ糖液（ブドウ糖 = 75g）とする．そこに，K.C.L 注射液 1 アンプル（= 40mEq）を入れる．

この無難な維持液として作った輸液の組成をみると，

表 22 無難な維持液の組成

輸液量	Na	K	ブドウ糖
2000mL	75mEq (37.5mEq/L)	40mEq (20mEq/L)	75g (3.75%)

ですので，ソリタ T3 号輸液® の組成と，ぴったり一致しているではないですか．

表 23 ソリタ T3 号液の組成

	Na	K	ブドウ糖
ソリタT3号輸液®	35mEq/L	20mEq/L	4.3%

つまり，生理食塩水 1 本 + 5%ブドウ糖液 3 本 + KCL1 アンプルのかわりに，3 号液を 1 日 2L（500mL × 4 本）輸液すると，無難な輸液ができるということになります．

3 号液はアメリカにはありません．アメリカはカフェテリア方式で，自分で，なんでも混ぜて輸液オーダーを考えます．一方，日本人は定食が好きなので，あらかじめ，できあがったものを 3 号液として製剤化したと考えるとよいですね．ただし，定食と違って，輸液は水にしかみえませんから，定食の中身と意義をわかっていない人が使うと，様々な問題を起こしてしまうのです．

3号液には，乳酸のかわりに酢酸を使ったもの，ブドウ糖濃度を増加させたものなどのバリエーションがあります．

表24 3号液の組成

分類	製品名	電解質（mEq/L）					ブドウ糖	その他
		Na	K	Ca	Cl	乳酸		
3号液	ソリタT3号輸液®，ソルデム3A輸液®	35	20		35	20	4.3%	
	ソリタT3号G輸液®，ソルデム3AG輸液®	35	20		35	20	7.5%	
	ヴィーン3G注®	45	17		37	acetate 20	5%	Mg 5 H_2PO_4 10mmol/L
	フィジオ35輸液®	35	20	5	28	acetate 20	10%	Mg 3, gluconate 5, リン10mmol/L

また，3号液を販売している会社によって，少し電解質濃度が違いますが，おそらく，病院で採用されている3号液は1つの会社のものでしょうから，それを覚えるしかありません．味の素ファルマの3号液（ソリタT3号輸液®）と大塚製薬工場の3号液（KN3号輸液®）では，少し，組成が異なっています．

表25 3号液でもメーカーによって組成が少し異なる

	電解質（mEq/L）					ブドウ糖
	Na	K	Ca	Cl	乳酸	
ソリタT3号輸液®	35	20	0	25	20	4.3%
KN3号輸液®	50	20	0	50	20	2.7%

まとめると，維持輸液は，3号液4本（もちろん，3本でも5本でも，体の調整能力が問題なければ大丈夫です．実際には，3号液3本にしていることも多いと思います．）と覚えておけば便利です．

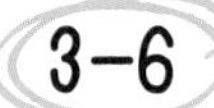

3-6 1号液と4号液の使い方

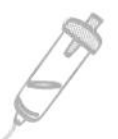

1号液は初期輸液として使いますので，これも覚えておきましょう．

ソリタT1号輸液®はNa 90mEq/L，Cl 70mEq/L，乳酸塩20mEq/L，ブドウ糖26g/Lなので，2/3生食のようなイメージです．KN1号輸液®はNa 77mEq/L，Cl 77mEq/L，ブドウ糖25g/Lなので，1/2生食ですね．KN 1号輸液®は，海外の文献によく出てくるhalf salineと同じように使えます．

1号液はKが含まれていないこともあり，心機能や腎機能がまだ不明であるときの初期輸液に適していると思います．乳酸リンゲル（ラクテック注®）はKが入っているし，生理食塩水だとNaが多すぎるかもしれないという判断です．

4号液はめったに使わないと思いますが，一応，説明しておきます．Na 30mEq/L，Cl 20mEq/L，乳酸塩10mEq/L，ブドウ糖43g/Lなので，3号液をさらに低張にして，Kフリーとした製剤です．Kフリーの3号液のような形で使うことがあります．ただし，4号液の「術後回復液」という言葉にだまされて，術後に使っていると，術後はADH作用が亢進していて，低Na血症をきたしやすいので，痛い目に遭います．気をつけて下さい．

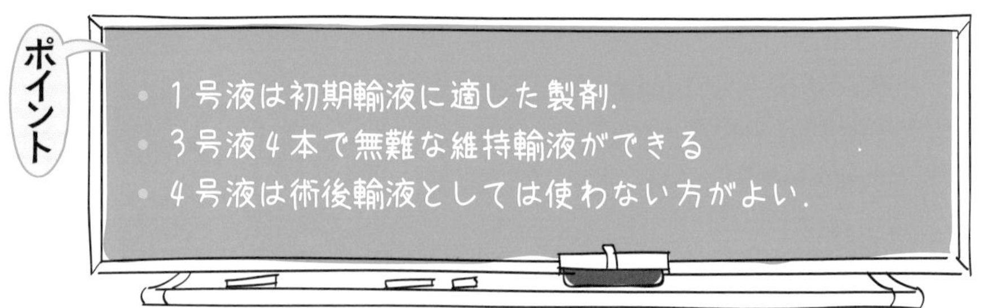

ポイント
・1号液は初期輸液に適した製剤．
・3号液4本で無難な維持輸液ができる．
・4号液は術後輸液としては使わない方がよい．

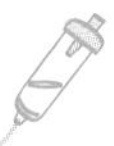

3-7 輸液製剤何を覚えるか

覚える輸液製剤は，基本製剤 2 つと汎用製剤 3 つです．

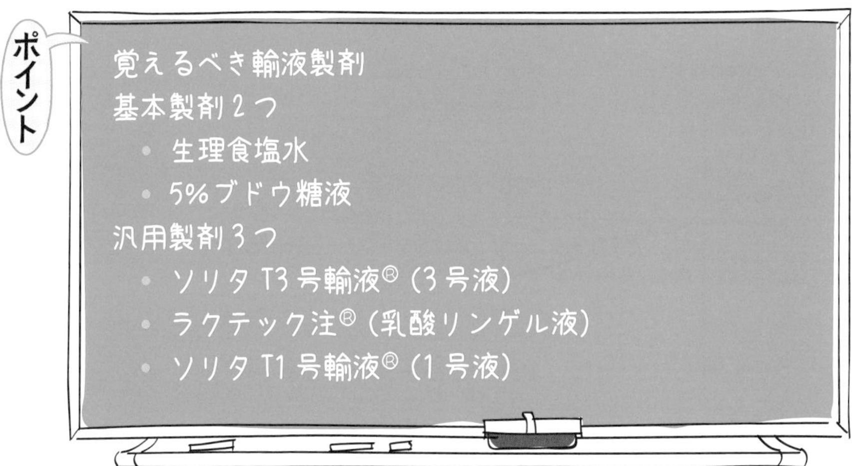

ポイント
覚えるべき輸液製剤
基本製剤 2 つ
• 生理食塩水
• 5%ブドウ糖液
汎用製剤 3 つ
• ソリタ T3 号輸液® (3 号液)
• ラクテック注® (乳酸リンゲル液)
• ソリタ T1 号輸液® (1 号液)

この 2 + 3 が覚えられれば，他の製剤は，すべて，それらを少しだけ応用したものであるということがわかります．

たとえば，乳酸リンゲル液のラクテック注® はアルカリ剤として，乳酸を使っていますが，乳酸の代わりに，重炭酸を使っているものが，ビカネイト輸液® ですし，乳酸の代わりに，酢酸を使っているのが，ソルアセト F 輸液® です．アルカリ化剤として，乳酸と重炭酸と酢酸のどれがよいかを使い分ける必要はない（というか，明確なエビデンスがありません）ので，とりあえず，基本になる乳酸リンゲル液として，ラクテック注® を覚えておけばよいのです．でも，他の人が使っている，ビカネイト輸液® やソルアセト F 輸液® の意味も理解はできますね．それで，十分です．

ソリタ T3 号輸液® はグルコースが 4.3%入っています．グルコース濃度を 7.5% まであげたものが，ソリタ T3 号 G 輸液® です．ソリタ T3 号 G 輸液® はアルカリ化剤に乳酸を使っています．それを，酢酸に変更したものがヴィーン 3G 注® です．これらは，マインドマップのように考えるとわかりやすいですね．

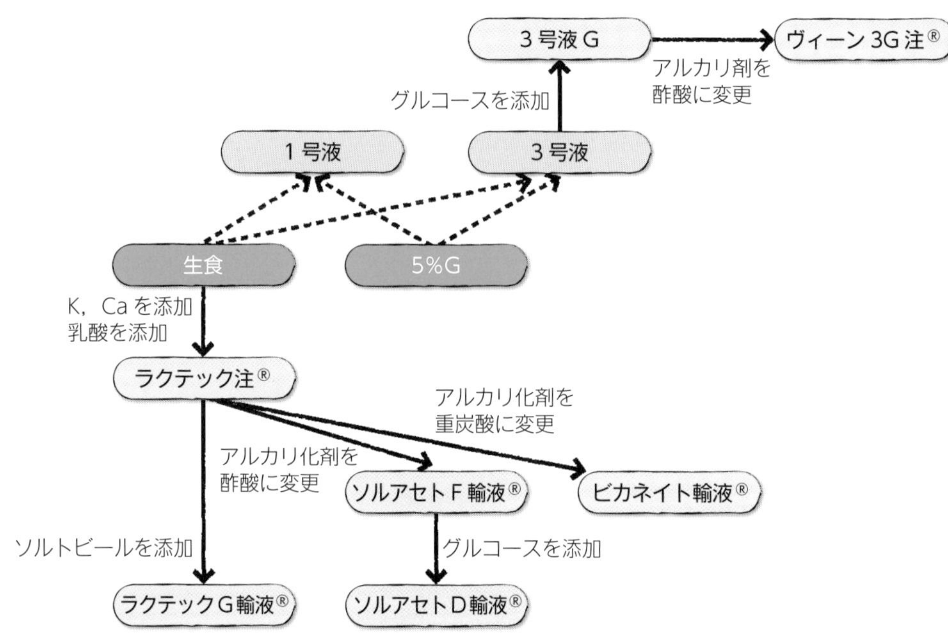

図 40 輸液製剤のマインドマップ

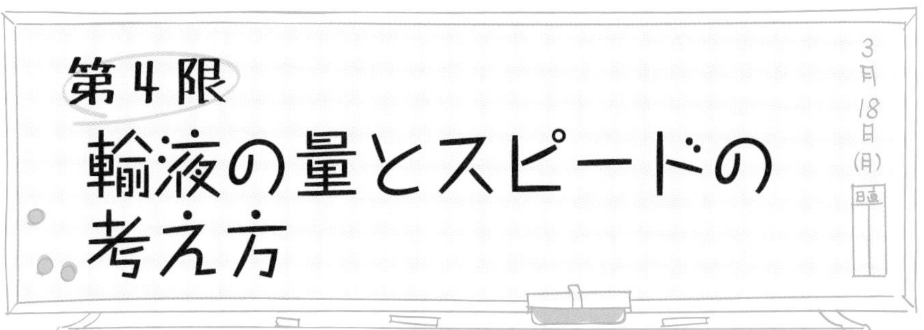

第4限 輸液の量とスピードの考え方

4-1 補充輸液

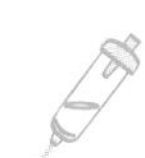

補充輸液というのは，体液バランスが崩れている患者に対して，不足している水や電解質を補充し，体液バランスを正常化させるための輸液のことです．ショック状態にある患者に対して有効循環血漿量を確保し，循環を維持し組織灌流を回復する目的で投与する初期輸液も含みます．初期輸液の考え方をまとめます．

ステップ 1：重症度を判断する

病歴とバイタル，体重，身体診察で判断することになります．バイタルから，大きく 3 つのカテゴリーに分けて考えます．

(1) ショック
(2) バイタル不安定（血圧低下，脈拍上昇，起立性低血圧の存在，尿量低下）
(3) バイタル安定

ステップ 2：どのくらいのスピードで輸液を開始するか決める

(1) ショックの場合
- 等張液（生理食塩水，または，乳酸リンゲル液）を 500～1000mL/時で投与
- 必要があれば，昇圧剤の投与

(2) バイタル不安定の場合
- 等張液（生理食塩水，または，乳酸リンゲル液）を 60 ～ 250mL/時で投与．高齢者では，60mL/時から開始する．

(3) バイタル安定の場合

・等張液（生理食塩水，または，乳酸リンゲル液）または1号液を60mL/時で投与しながら，血液データが戻ってくるのを待つ.

ステップ3: 血液検査の結果が戻ってきたところで，輸液の内容を変更する

高Na血症であれば，5%ブドウ糖液の方が適切ですし，Kの欠乏があれば，Kの補充も必要であります．高度の低Na血症であれば，高張食塩水の投与を考える必要もあります.

ステップ4: 初期輸液の目標をどこにおくか？

目標は循環動態の安定ですが，その目安は以下のように考えます.

・血圧の安定
・尿量の維持（1mL/kg/時以上）
・減少した体重が半分程度回復すること

ステップ5: 循環動態の安定が得られたら，維持輸液に移る

4-2 脱水時の輸液量の目安

脱水時にどのくらいの輸液をしたらよいのかというのは，なかなか正解がないのですが，ある程度の目安があるとわかりやすいです．和田先生が考えられた実践的な目安を示します.

表26 脱水の治療における輸液量の目安

分類	症状	体液の推定喪失量	輸液量の目安
軽症	脱水症状ははっきりしないが病歴から脱水が疑われる	0～4%	維持量＋補充量0～1L
中等症	明らかな脱水症状が揃っている	4～8%	維持量＋補充量1～2L
重症	ショックまたは精神症状	8～12%	維持量＋補充量2～4L

和田孝雄『臨床家のための水と電解質』を参考に作成

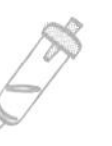

4-3 維持輸液

維持輸液というのは，手術や疾患によって，飲水ができないような患者に対し，現在の体液バランスをそのままの状態で維持するために必要な輸液のことです．

維持輸液の基本は，ドレーンなどからの体液の喪失などがなければ，3号液3本～4本が基本です．

しかし，手術など様々なストレスによりADH過剰状態になっており，**むやみに3号液のような低張液の投与を続けると，低Na血症を引き起こすことに注意が必要です．尿中Na＋K濃度が半等張（75mEq/L）以上であれば，ADHが亢進している可能性が高い**といえます．このような状態では，低張液の輸液は避けます．その場合，少量の等張液で維持します．

そして，大切なことは，むやみに輸液を行わずに，常に輸液をやめられないか考えることです．そして，1週間以上，末梢輸液が続くなら，高カロリー輸液への変更を考えます．また，最近は，経腸栄養をかなり早期から使うようになっていますので，経腸栄養のことも考えましょう．

少なくとも，漫然と低張液の輸液を続けて，医原性の低Na血症を作らないようにしましょう．

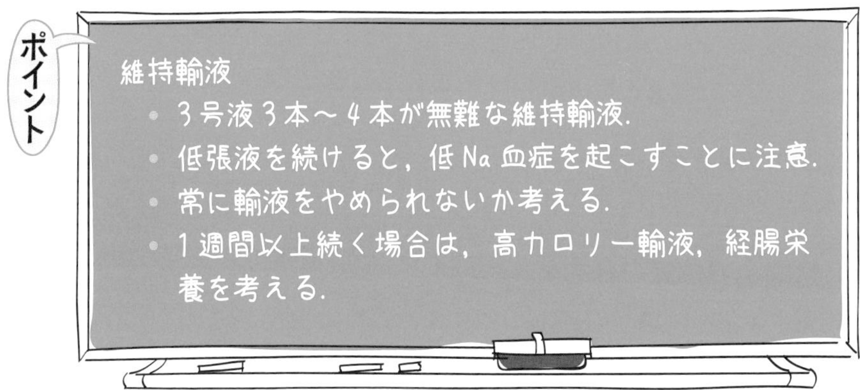

ポイント
維持輸液
・3号液3本～4本が無難な維持輸液．
・低張液を続けると，低Na血症を起こすことに注意．
・常に輸液をやめられないか考える．
・1週間以上続く場合は，高カロリー輸液，経腸栄養を考える．

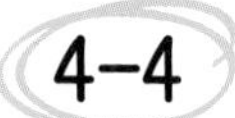

4-4 水と電解質のバランスシート

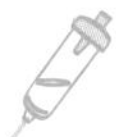

バランスシートをつけることは，特に，重症患者などでは有用だし，研修医の方には，つける習慣を身につけてほしいと思います．しかし，バランスシートは推定量の寄せ集めです．あとで述べるように，身体所見や検査結果をもとに，バランスシートが間違っていないかチェックすることが重要です．

表 27 バランスシート

		水（mL）	Na（mEq）	K（mEq）
In	経口摂取			
	輸液			
	代謝水			
	合計			
Out	尿			
	不感蒸泄			
	便			
	出血・ドレーン			
	その他			
	合計			
In/Out				

1 不感蒸泄の推定の仕方

成人の不感蒸泄は 15mL/kg/日で，体温 1℃上昇ごとに 15%増加する．

2 代謝水の推定の仕方

代謝水は成人で 5mL/kg/日．

3 体液喪失の際の推定の仕方

主な体液の電解質組成の一覧を示します.

表28 体液の電解質組成

	Na (mEq/L)	K (mEq/L)	Cl (mEq/L)	HCO_3^- (mEq/L)
血漿・組織液	140	4	100	24
胃液	60	10	80	0
胆汁	150	5	100	45
膵液	140	4.5	80	90
小腸液	110	5	100	50
大腸液	130	10	120	30
軽度の発汗	20	ND	20	ND
高度の発汗	40	ND	40	ND

ND=no data

4-5 フィードバック

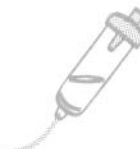

いくらしっかりとした理論で輸液計画をかけ, バランスシートをしっかりつけたとしても, 所詮, 推定値の寄せ集めでしかありません. 大切なことは, 輸液計画が間違っていないか以下のような項目を常に評価してフィードバックする必要があります.

- 体重
- 自覚症状(口渇感)
- バイタルサイン(血圧, 脈拍, 尿量)
- 中心静脈圧
- 身体所見(皮膚, 口腔粘膜の乾燥, 皮膚のツルゴール, 毛細血管再充満時間)
- BUN/クレアチニン比, 血清アルブミン, ヘマトクリット, 電解質
- 尿浸透圧, 尿比重
- FE_{Na}, FE_{UN}, 尿Cl濃度

クイック・レファレンス

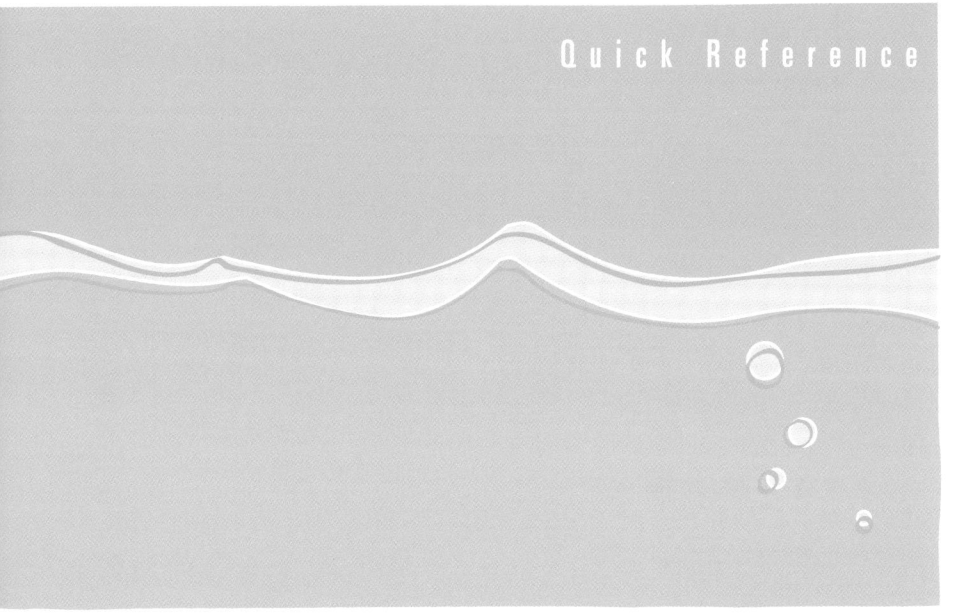

低 Na 血症の診断アプローチ

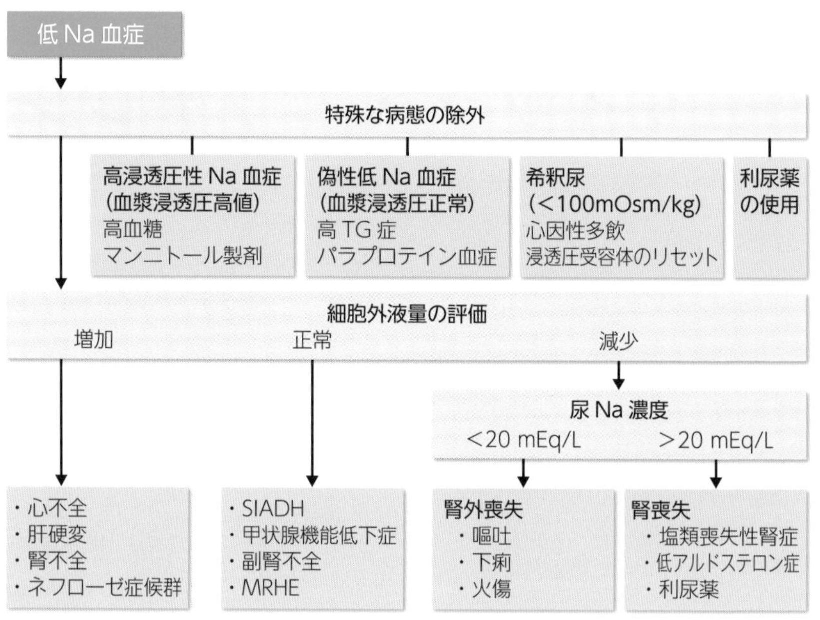

図 41 低 Na 血症の診断

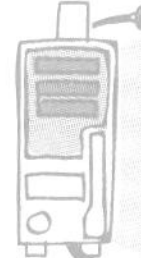

低 Na 血症の治療

1 重症，中等症の低 Na 血症の治療

高張食塩水（3% NaCl）を使って，Na を補正します．ODS の発生を予防するために，補正のスピードには十分気をつけます．

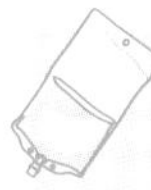

重症，中等症の低 Na 血症の治療の目標

- Target：症状の改善を目標として，血清Na濃度5mEq/L上昇を目指す．
- Limit：24時間では10mEq/L未満，48時間では18mEq/L未満のNa濃度の補正とする．

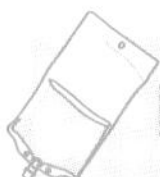

重症，中等症の低 Na 血症の治療の実際

- 3%NaCl 2mL/kgをボーラスショット（通常，3%NaCl 200mLをボーラスショット）
- そのあと，血清Na濃度をチェック，症状がおさまっていなければ，ボーラスショットを追加

この際にも，急性の低 Na 血症に対して，慢性の低 Na 血症で ODS が起こりやすいことに注意します．

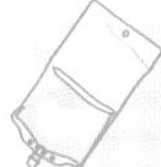

3% NaCl の作り方

10%NaCl 30mLと5%ブドウ糖液70mLを混合する．
または，
0.9%生理食塩水500mLのボトルから注射器で100mLだけ捨て，
10%NaClを120mL加える．

2 軽症ないしは無症候性の低 Na 血症の治療

軽症（めまい，記銘力低下，歩行障害など）ないしは症候性でない場合には，きちんと病態把握を行って，病態にあった治療を行っていくことになります.

- 細胞外液量増加型 → 水，Na制限，利尿薬
- 細胞外液量正常型 → 水制限(多くの場合800mL/日以下)
- 細胞外液量減少型 → Na補充(0.9%生理食塩水の投与，高タンパク食，高塩分食)，病態に応じてフルドロコルチゾン(フロリネフ®)の投与

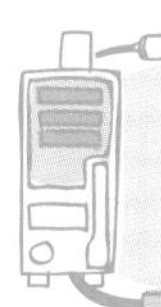

高 Na 血症の診断アプローチ

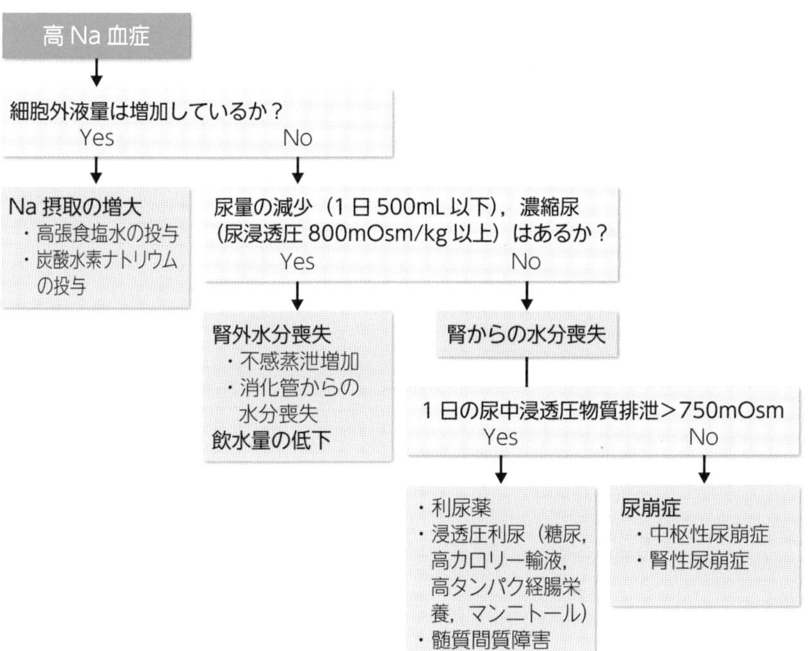

図 42 高 Na 血症の診断

多尿の診断アプローチ

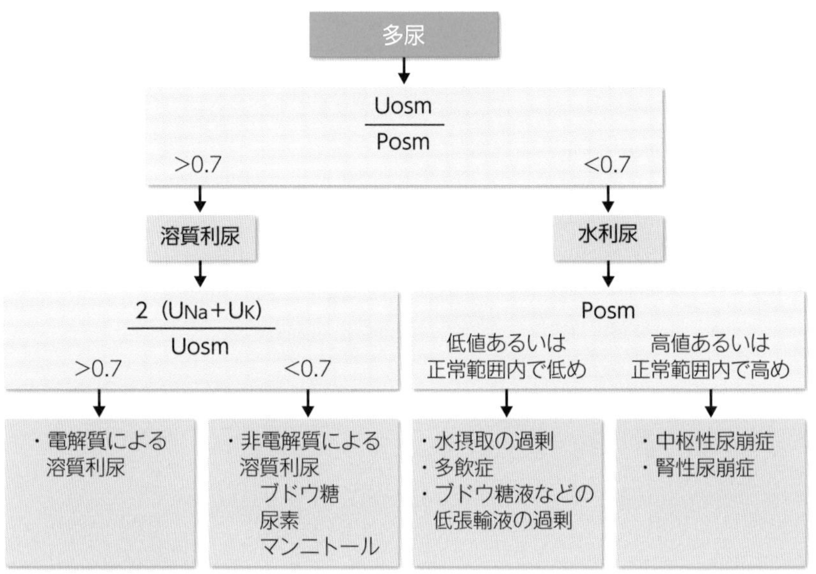

図 43 多尿の診断

Uosm: 尿浸透圧，Posm: 血漿浸透圧，UNa: 血清 Na 濃度，UK: 血清 K 濃度.

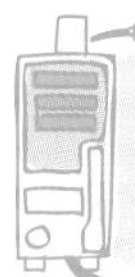

高K血症の診断アプローチ

高K血症の原因

偽性高K血症
・溶血 ・血小板，白血球著増
K摂取増加
・K過剰摂取 ・細胞破壊 ・横紋筋融解
Kの細胞外への移動
・高浸透圧（高血糖） ・無機酸アシドーシス ・相対的インスリン欠乏
腎からのK排泄障害
・腎機能障害 ・高K血症性尿細管アシドーシス（Type 4 RTA） ・副腎不全などの低アルドステロン症 ・レニン-アンギオテンシン系の阻害薬の服用

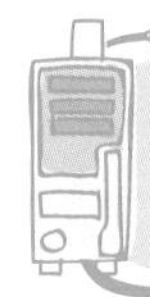

高 K 血症の緊急治療

高 K 血症の緊急治療

治療法	投与方法	作用時間	作用機序
カルチコール	カルチコール注射液® 8.5% 10mLを3-6分かけて静脈注射	数分で効果が発現し，最大1時間持続	心筋の膜の安定化
インスリン	レギュラーインスリン10単位を，50%ブドウ糖液50mLに希釈して，静脈注射	15-30分で効果が発現し，4-6時間持続	Kの細胞内へのシフト
炭酸水素ナトリウム	メイロン®2Aを5分以上かけて静脈注射	30-60分で効果が発現し，数時間持続	Kの細胞内へのシフト
β_2受容体刺激薬	推奨しない	15-30分で効果が発現し，2-4時間持続	Kの細胞内へのシフト
フロセミド	ラシックス®20-80mgを静脈注射	1-2時間で効果が発現し，6時間持続	Kの尿中への排泄
陽イオン交換樹脂	ケイキサレート®15-30gを経口，または，30-60gを微温湯200mLに溶いて注腸	1-2時間で効果が発現し，4-6時間持続	Kの便中への排泄
血液透析		開始後すぐ効果が発現し，比較的長時間持続	Kの体外への排泄

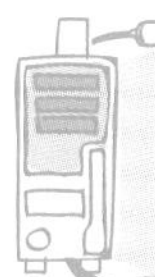

低K血症の診断アプローチ

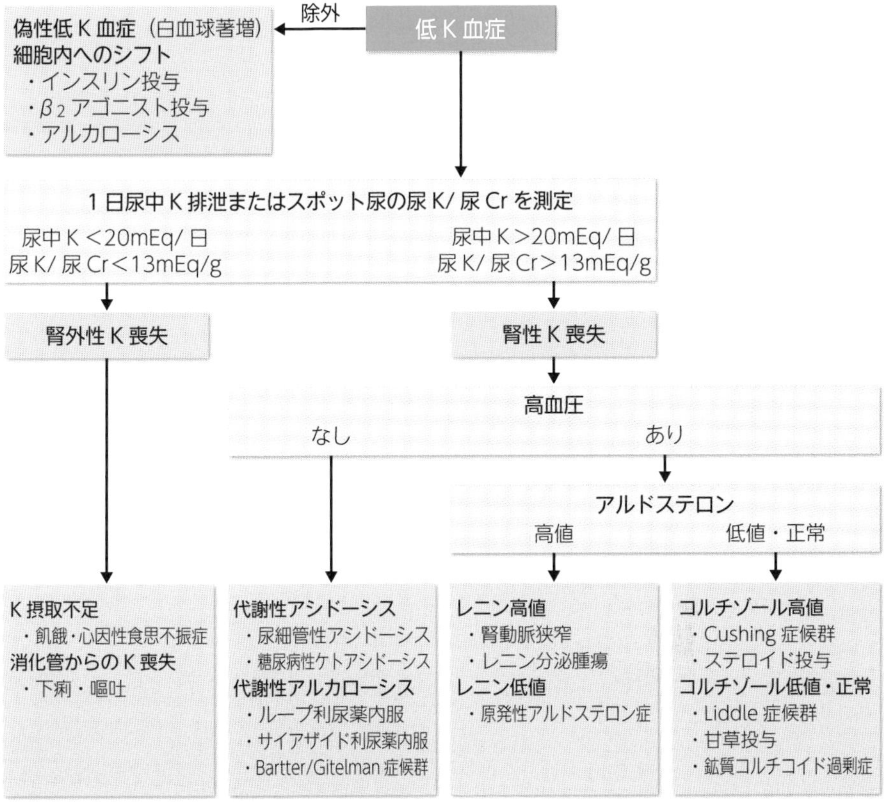

低K血症
→（除外）偽性低K血症（白血球著増）
細胞内へのシフト
・インスリン投与
・β_2 アゴニスト投与
・アルカローシス

1日尿中K排泄またはスポット尿の尿K/尿Crを測定

- 尿中K＜20mEq/日、尿K/尿Cr＜13mEq/g → 腎外性K喪失
  - K摂取不足
    - ・飢餓・心因性食思不振症
  - 消化管からのK喪失
    - ・下痢・嘔吐
- 尿中K＞20mEq/日、尿K/尿Cr＞13mEq/g → 腎性K喪失 → 高血圧
  - なし
    - 代謝性アシドーシス
      - ・尿細管性アシドーシス
      - ・糖尿病性ケトアシドーシス
    - 代謝性アルカローシス
      - ・ループ利尿薬内服
      - ・サイアザイド利尿薬内服
      - ・Bartter/Gitelman症候群
  - あり → アルドステロン
    - 高値
      - レニン高値
        - ・腎動脈狭窄
        - ・レニン分泌腫瘍
      - レニン低値
        - ・原発性アルドステロン症
    - 低値・正常
      - コルチゾール高値
        - ・Cushing症候群
        - ・ステロイド投与
      - コルチゾール低値・正常
        - ・Liddle症候群
        - ・甘草投与
        - ・鉱質コルチコイド過剰症

図45 低K血症の診断

高 Ca 血症の診断アプローチ

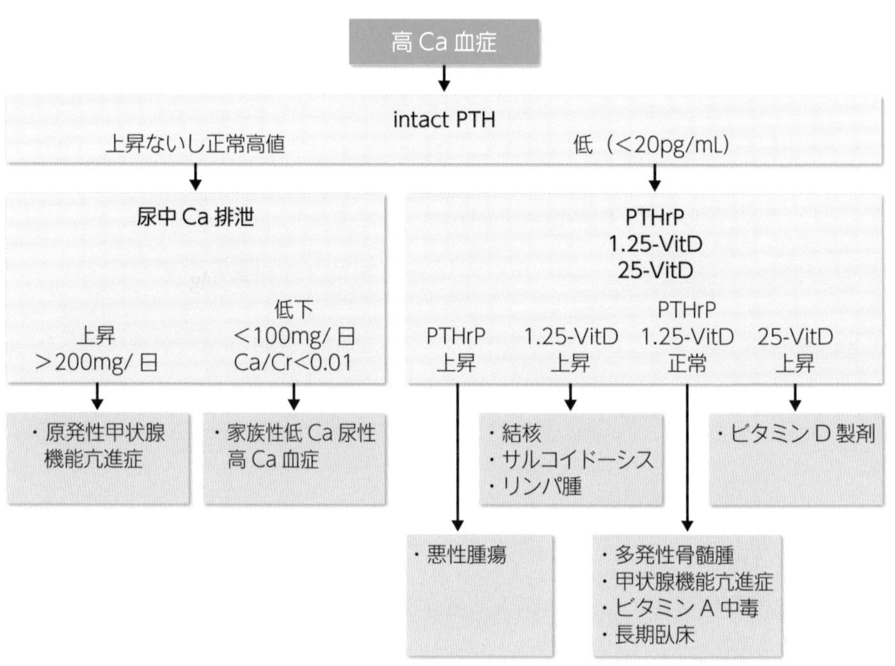

図 46 高 Ca 血症の診断

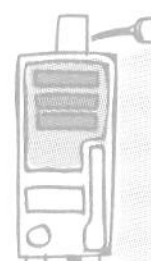

低 Ca 血症の診断アプローチ

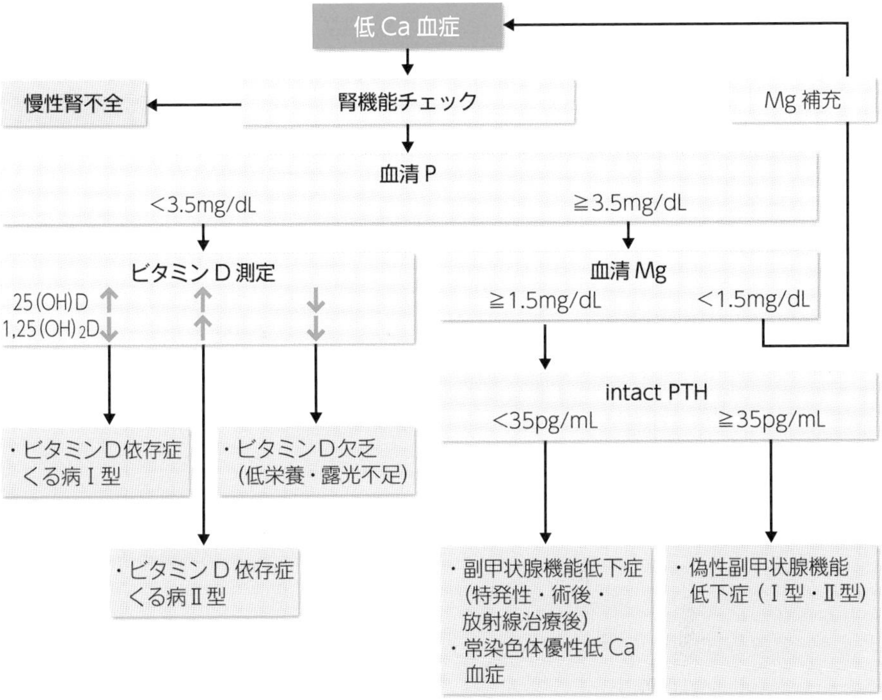

図 47 低 Ca 血症の診断

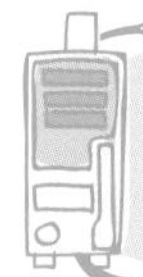

高P血症の診断アプローチ

高リン血症の原因疾患

（1）腎臓からのPの排泄低下
- 腎不全
- 副甲状腺機能低下症
- 偽性副甲状線機能低下症
- 末端肥大症
- 甲状線機能亢進症
- 腫瘍による石灰化

（2）Pの過剰摂取
- Pを含有する便秘薬の服用
- Pの静脈内投与
- ビタミンD製剤による腸管からのPの過剰吸収

（3）Pの細胞内外での分布変化
- 細胞破壊
- 腫瘍融解症候群
- 悪性症候群
- 横紋筋融解症
- 呼吸性アシドーシス
- 糖尿病性ケトアシドーシス

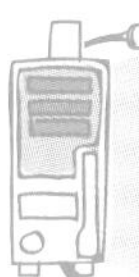

低P血症の診断アプローチ

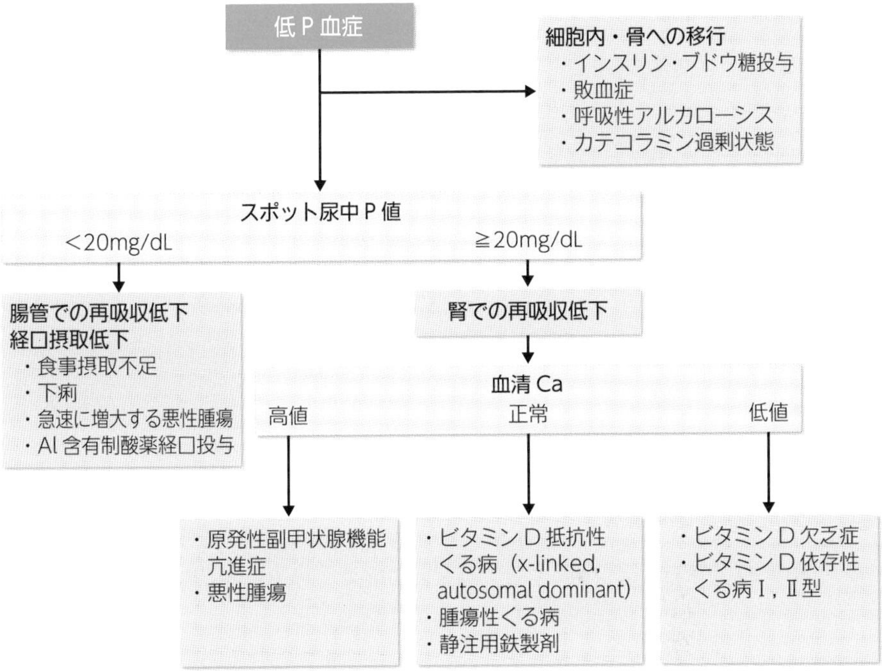

低P血症
→ 細胞内・骨への移行
- インスリン・ブドウ糖投与
- 敗血症
- 呼吸性アルカローシス
- カテコラミン過剰状態

↓

スポット尿中P値

<20mg/dL → 腸管での再吸収低下／経口摂取低下
- 食事摂取不足
- 下痢
- 急速に増大する悪性腫瘍
- Al含有制酸薬経口投与

≧20mg/dL → 腎での再吸収低下 → 血清Ca

高値
- 原発性副甲状腺機能亢進症
- 悪性腫瘍

正常
- ビタミンD抵抗性くる病（x-linked, autosomal dominant）
- 腫瘍性くる病
- 静注用鉄製剤

低値
- ビタミンD欠乏症
- ビタミンD依存性くる病Ⅰ, Ⅱ型

図48 低P血症の診断

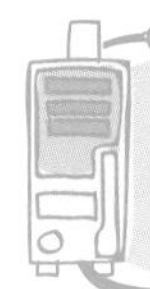

血液ガスのステップ分析

以下の基準値は覚えて下さい.

pH	7.40
$PaCO_2$	40mmHg
HCO_3^-	24mmHg
AG	12mEq/L

あとは，ステップを踏んで判断していきます.

ステップ 1：アシデミアか，アルカレミアか？

pH ≦ 7.36 ならアシデミア，pH ≧ 7.44 ならアルカレミア

中性でも, $PaCO_2$, HCO_3^-，AG に異常がないか確認します．異常があれば, アシドーシス，アルカローシスが隠れています.

ステップ 2：アシデミアまたはアルカレミアの主たる要因は代謝性変化か，呼吸性変化によるものか判断する.

アシデミアで，HCO_3^-が減少しているなら代謝性アシドーシス，$PaCO_2$ が増加しているなら呼吸性アシドーシスが一次性の変化です.

アルカレミアで，HCO_3^-が増加しているなら代謝性アルカローシス，$PaCO_2$ が減少しているなら呼吸性アルカローシスが一次性の変化です.

ステップ3: 代償性変化が予測の範囲内にあるかどうかをチェックする.

一次性酸塩基平衡障害で予想される代償性変化

	代償性変化の予測範囲	代償範囲の限界値
代謝性アシドーシスの呼吸性代償	$\Delta PaCO_2 = 1 \sim 1.3 \times \Delta HCO_3^-$	$PaCO_2 = 15mmHg$
代謝性アルカローシスの呼吸性代償	$\Delta PaCO_2 = 0.5 \sim 1.0 \times \Delta HCO_3^-$	$PaCO_2 = 60mmHg$
呼吸性アシドーシスの代謝性代償(急性)	$\Delta HCO_3^- = 0.1 \times \Delta PaCO_2$	$HCO_3^- = 30mEq/L$
呼吸性アシドーシスの代謝性代償(慢性)	$\Delta HCO_3^- = 0.35 \times \Delta PaCO_2$	$HCO_3^- = 42mEq/L$
呼吸性アルカローシスの代謝性代償(急性)	$\Delta HCO_3^- = 0.2 \times \Delta PaCO_2$	$HCO_3^- = 18mEq/L$
呼吸性アルカローシスの代謝性代償(慢性)	$\Delta HCO_3^- = 0.5 \times \Delta PaCO_2$	$HCO_3^- = 12mEq/L$

(注) 慢性の呼吸性アシドーシスとは24時間以上続くもの.
(注) Δ計算を行うときはHCO_3^-は24mEq/L, $PaCO_2$は40mmHg, AGは12mEq/Lを正常値とする.

ステップ4: アニオンギャップを計算する. AGが増加している場合は, ΔAGとΔHCO_3^-を比較する.

$AG = Na^+ - (Cl^- + HCO_3^-)$

AGが増加している場合は, ΔAGとΔHCO_3^-を計算します. 通常$\Delta AG \fallingdotseq \Delta HCO_3^-$ですが, $\Delta AG > \Delta HCO_3^-$なら代謝性アルカローシスの合併

$\Delta AG < \Delta HCO_3^-$ならAG正常の代謝性アシドーシスの合併

と, さらなる酸塩基平衡異常が合併しています.

ステップ5: 病歴, 現症, 検査所見を総合的に判断する.

ステップ4までの解析結果と病歴, 現症, 検査所見をつき合わせて, 酸塩基平衡異常を総合的に判断します.

血液ガスのステップ分析

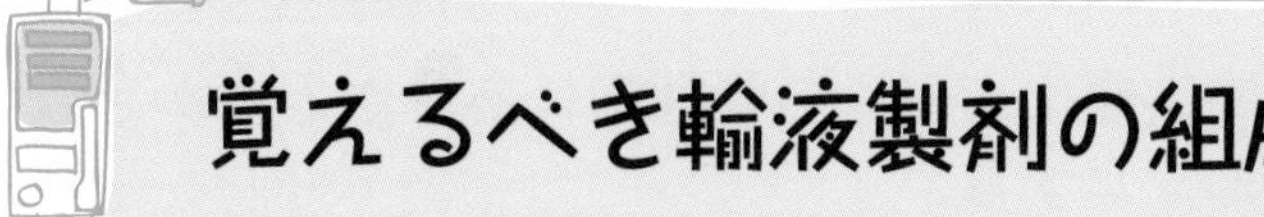

覚えるべき輸液製剤の組成

	電解質（mEq/L）					ブドウ糖
	Na	K	Ca	Cl	乳酸	
生理食塩水	154	0	0	154	0	0
5%ブドウ糖液	0	0	0	0	0	5%
1号液（ソリタT1号輸液®）	90	0	0	70	20	2.6%
3号液（ソリタT3号輸液®）	35	20	0	25	20	4.3%
乳酸リンゲル液（ラクテック注®）	130	4	3	109	28	0

索引

さ

し

せ

た

ち

て

も

ゆ

よ

り

れ

欧文

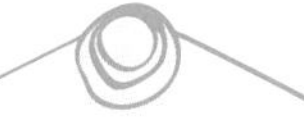

＊略歴＊

門川俊明（Toshiaki Monkawa）

慶應義塾大学医学部医学教育統轄センター　教授

平成 3 年：慶應義塾大学医学部卒業．平成 8 年：慶應義塾大学医学研究科博士課程卒業（猿田教授指導）．米国シアトル University of Washington 腎臓内科に留学．平成 14 年 4 月より慶應義塾大学医学部腎臓内分泌代謝内科助手．平成 22 年 2 月より慶應義塾大学医学部医学教育統轄センター専任講師．平成 26 年 7 月より慶應義塾大学医学部医学教育統轄センター教授．医学教育を専門とするとともに腎臓内科，血液透析の臨床，研究（腎臓の再生）を行っている．

著書として『レジデントのための血液透析患者マネジメント』（医学書院），『研究留学術』（医歯薬出版），『医師のためのモバイル仕事術 iPad/iPhone を使い倒す』（学研メディカル秀潤社），『透析導入テキスト』（南江堂），『Illustrator のやさしい使い方から論文・学会発表まで』（羊土社），『バイオ研究がぐんぐん進むコンピュータ活用ガイド』（羊土社）がある．
研究留学ネット（http://www.kenkyuu.net）を主宰．

＊資格＊

日本腎臓学会認定腎臓専門医，指導医
日本内科学会認定内科医，総合内科専門医
日本透析医学会専門医，指導医
日本高血圧学会認定高血圧専門医
米国腎臓学会フェロー
労働衛生コンサルタント（保健衛生）

電解質輸液塾（でんかいしつゆえきじゅく） ©

発　行　2013年 4月15日　1版1刷
2013年 5月30日　1版2刷
2015年 3月25日　1版3刷
2017年 7月25日　1版4刷
2020年10月 1日　2版1刷
2023年11月 1日　2版2刷

著　者　門川俊明（もんかわとしあき）

発行者　株式会社　中外医学社
代表取締役　青木　滋
〒162-0805　東京都新宿区矢来町62
電　話　(03)3268-2701(代)
振替口座　00190-1-98814番

印刷・製本/三和印刷(株)　<MS・HU>
ISBN978-4-498-12351-9　Printed in Japan